Além da Cura

O DESPERTAR PARA VIVER APESAR DO CÂNCER

Editora Appris Ltda.
1.ª Edição - Copyright© 2022 da autor
Direitos de Edição Reservados à Editora Appris Ltda.

Nenhuma parte desta obra poderá ser utilizada indevidamente, sem estar de acordo com a Lei nº 9.610/98. Se incorreções forem encontradas, serão de exclusiva responsabilidade de seus organizadores. Foi realizado o Depósito Legal na Fundação Biblioteca Nacional, de acordo com as Leis nos 10.994, de 14/12/2004, e 12.192, de 14/01/2010.

Catalogação na Fonte
Elaborado por: Josefina A. S. Guedes
Bibliotecária CRB 9/870

S586a
2022
	Silva, Milena Patricia da
	    Além da cura: o despertar para viver apesar do câncer / Milena Patricia da Silva. - 1. ed. - Curitiba: Appris, 2022.
	      217p.; 23 cm.
	
	      Inclui bibliografia.
	      ISBN 978-65-250-1991-8
	
	      1. Memória autobiográfica. 2. Câncer - Cuidados paliativos. 3. Morte. 4. Vida. II. Título. IV. Série.
	
	                                           CDD – 808.06692

Livro de acordo com a normalização técnica da ABNT

Appris editora

Editora e Livraria Appris Ltda.
Av. Manoel Ribas, 2265 – Mercês
Curitiba/PR – CEP: 80810-002
Tel. (41) 3156 - 4731
www.editoraappris.com.br

Printed in Brazil
Impresso no Brasil

Milena Patricia da Silva

Além da Cura
O DESPERTAR PARA VIVER APESAR DO CÂNCER

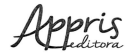

FICHA TÉCNICA

EDITORIAL	Augusto V. de A. Coelho
	Marli Caetano
	Sara C. de Andrade Coelho
COMITÊ EDITORIAL	Andréa Barbosa Gouveia (UFPR)
	Jacques de Lima Ferreira (UP)
	Marilda Aparecida Behrens (PUCPR)
	Ana El Achkar (UNIVERSO/RJ)
	Conrado Moreira Mendes (PUC-MG)
	Eliete Correia dos Santos (UEPB)
	Fabiano Santos (UERJ/IESP)
	Francinete Fernandes de Sousa (UEPB)
	Francisco Carlos Duarte (PUCPR)
	Francisco de Assis (Fiam-Faam, SP, Brasil)
	Juliana Reichert Assunção Tonelli (UEL)
	Maria Aparecida Barbosa (USP)
	Maria Helena Zamora (PUC-Rio)
	Maria Margarida de Andrade (Umack)
	Roque Ismael da Costa Güllich (UFFS)
	Toni Reis (UFPR)
	Valdomiro de Oliveira (UFPR)
	Valério Brusamolin (IFPR)
ASSESSORIA EDITORIAL	Renata Miccelli
REVISÃO	Andrea Bassoto Gatto
PRODUÇÃO EDITORIAL	Romão Matheus
DIAGRAMAÇÃO	Bruno Ferreira Nascimento
CAPA	Sheila Alves
FOTÓGRAFO	Anthony Araújo
COMUNICAÇÃO	Carlos Eduardo Pereira
	Débora Nazário
	Karla Pipolo Olegário
LIVRARIAS E EVENTOS	Estevão Misael
GERÊNCIA DE FINANÇAS	Selma Maria Fernandes do Valle

A Deus, ao Henrique e a todos os profissionais/anjos da saúde que cruzaram meu caminho

Agradecimentos

A Deus, por ter me sustentado sempre. Gratidão, amado Deus, por Seu toque inigualável em todo esse tempo. Gratidão por me permitir experimentar a vida de um modo tão intenso e singular.

Ao meu filho, Henrique, que foi minha maior inspiração a persistir em permanecer. Por você, dobrava forças que nem existia, com a esperança de passarmos mais tempo de qualidade juntos. Temos conseguido! Deus, realmente, é lindo!

Aos meus pais, por terem me dado o que tenho de mais precioso, minha vida. A vida que pulsa e que me permite tocar milagres e belezas incontáveis. A vocês, todo amor e gratidão, por fazerem o melhor com as ferramentas que possuem.

À minha mãe, pela determinação e fé que tem me mostrado desde o início. Embora tenha sido tomada diversas vezes pelo medo, conseguiu se prostrar em oração com toda fé e certeza.

À Elizabeth, minha irmã, desejo que nossa distância física seja amenizada cada vez mais e que possamos passar mais tempo juntas. Agradeço a você, minha mana, por nossa amizade e cumplicidade, que me fazem sentir tão bem, feliz e com esperanças de sempre ter dias melhores. Também pelas infinitas horas que você dobrou seus joelhos em oração para pedir a Deus por minha vida, passando em claro diante de tanta preocupação. Tenho certeza de que isso faz muita diferença no meu tratamento. Agradeço por você estar sempre lá, quando meu mundo desaba, e me ajuda a me reerguer. Sei o quanto você cuida de mim e torce pela minha felicidade. Nosso amor é tão grande, para além desta existência. Também lhe agradeço pela enorme contribuição nas criações dos QR Codes.

À Déa, que se entregou de corpo e alma para que eu pudesse ter o melhor tratamento e atendimento possível, não medindo esforços para isso. Pois é, minha amiga, nem acredito que cheguei até aqui. É também graças ao seu olhar atento, dedicado e amoroso que podemos dizer, de coração leve, que vencemos cada etapa. Sempre achei lindo como você coloca no plural, a gente, incluindo-se em cada fase e processo, provando-me que nunca estive sozinha.

Gratidão a todos os profissionais da saúde que passaram e ainda vão passar pelo meu tratamento, e puderam me tratar de forma adequada, humana, empática, que foram capazes de enxergar além do meu diagnóstico.

Aos médicos, Pablo, Úrsula e Manoela, que foram essenciais para que eu sobrevivesse e ainda esteja aqui. Vocês se tornaram, acima de tudo, meus amigos, que sei que posso contar. Saber que estou sendo cuidada de perto por bons profissionais/amigos não tem preço. Sou muito grata por tudo que já fizeram por mim. Minha vida tem qualidade hoje porque vocês cruzaram o meu caminho. Vocês realmente não me veem como um câncer e, sim, como uma pessoa.

À medicina, que me proporcionou um tratamento que me permitiu permanecer mais tempo aqui na Terra.

Aos meus amigos, que torcem por mim, ajudando-me de várias formas, seja por meio de oração, visitas, ligações.

À Marli Caetano, que me disse sim, acolhendo minha história de modo tão especial. E a todo corpo editorial.

*A fé é a certeza daquilo que esperamos
e a prova das coisas que não vemos.*

(Hebreus 11:1)

Apresentação

Após me tornar paciente oncológica, aos 29 anos, passei a ficar muitas horas no hospital e comecei a perceber muitas condutas médicas que poderiam ser diferentes.

Ao ser diversas vezes tratada apenas como um diagnóstico, fui me incomodando com a falta de empatia e humanização a que fui sendo exposta. Déa, minha grande amiga, que me acompanhou desde a biópsia, ensinou-me que tenho o direito de ter voz, tanto para dizer o que sinto quanto para esclarecer dúvidas, perguntar o que está sendo feito.

Meu modo naturalmente questionador, somado às orientações recebidas da Déa, levou-me a desenvolver uma fala importante sobre protagonismo de paciente. Tornei-me, assim, protagonista do meu tratamento, passei a relatar minhas experiências, enquanto paciente, em minhas redes sociais. Posteriormente, passei a ser convidada por professores de cursos de Medicina e de Ligas de Cuidados Paliativos, de vários cantos do Brasil, a fim de ouvirem a minha voz de paciente.

Esta obra retrata, de forma visceral, como atravessei a doença. Nela, trago relatos que escrevi desde o início do tratamento. Conto como falei para meu filho de 5 anos que ficaria careca, até como falei com a minha família sobre minhas vontades para meus momentos finais de vida. Aponto para um caminho de sensibilidade às questões de difícil abordagem quando se está diante de um diagnóstico de uma doença grave. Relato algumas posturas agressivas e desumanas dos profissionais de saúde, em especial, médicos, diante de pacientes com diagnósticos de câncer, vendo-me apenas como mais um número e uma doença, sendo aquela paciente com "C.A. de mama 29 a", como se antes do meu nome viessem meu diagnóstico e o nome da doença.

É um relato de histórias de uma vida real, que é importante ser vivida, com câncer ou sem ele, pois, independentemente, se de câncer, ou não, um dia, todos nós vamos morrer. E quando as cortinas se fecham, meus caros, não temos retorno de cena. É, realmente, o fim do espetáculo.

Prefácio 1

A verdade é que o câncer é um grande tabu. O tempo passa, a ciência evolui, a medicina se atualiza e, ainda assim, o paciente raramente é encarado olhos nos olhos por familiares, amigos, sociedade, medicina. O silêncio só é quebrado por meio de falas constrangidas sobre o cabelo que cai, mas cresce, sobre a receita da cura escondida numa planta qualquer, ou, ainda, o discurso sobre transformar o paciente em um guerreiro. Não sei para vocês, mas guerra, para mim, remete à morte, por motivos egoístas. Definitivamente, não é o que representa alguém que enfrenta todos os dias grandes desafios e vence simplesmente por seguir em frente nesta dimensão chamada vida. É sobre vida. O tempo todo.

A leitura a seguir trata sobre o que é fundamental para quem desafia viver além do câncer. É preciso aprender a legitimar cada sentimento, cada dor, cada alegria pelo hemograma bom, cada dia difícil por causa da quimioterapia e todas as relações que se estreitam no íntimo de quem transita pelo desfiladeiro da vida.

Estou há uma década tratando a doença sem parar. Emendo uma medicação na outra, lido constantemente com efeitos colaterais debilitantes e desconfortáveis, mas nunca permiti que fosse vista por olhos rasos, nem ocupei o lugar de guerreira ou vítima em que a sociedade tanto queria me encaixar.

Ninguém neste planeta está livre da possibilidade de desenvolver uma doença grave. Isso não deveria gerar medo, mas alerta, para que a vida seja vivida em sua plenitude. A Milena é assim, vive de corpo e alma. Transmutou dores em sentido, mergulhou dentro de si e, ao driblar o medo, encontrou força suficiente para encarar mais um desafio imposto por essa existência. Quem se abre para esse autoconhecimento descobre que é possível, sim, falar de boca cheia de uma vida que vale a pena ser vivida.

Sempre vejo pessoas saudáveis arrastando corrente ou procrastinando a própria felicidade. Outros sentam no banquinho da ilusão e ficam paralisados, esperando a perfeição de seus sonhos sem ao menos darem um passo. Sonhar é verbo. É ação. É ajustável. Há pacientes que, embora curados biologicamente, seguem doentes da alma por viverem em função do medo de uma doença que já nem existe mais.

A Milena encontrou sua cura e, acredite ou não, estou falando de câncer. Falo de uma experiência que nos tira da anestesia. Há quem escolha o caminho da dor, da solidão, do medo. A Milena escolheu o caminho da entrega à vida. E isso, meus caros, é a maior cura de todas, estando doente ou não.

A medicina, muitas vezes, não está preparada para isso. Olham apenas para o físico, sendo que o conceito de dor total abrange todo tipo de sofrimento: o físico, o emocional, o espiritual, o social. Quando vejo a ousadia de um paciente escrever um livro fico feliz. É importante dar voz a quem foi excluído por conta de um diagnóstico. Ele é o mestre do cuidado. Só ele é capaz de falar sobre seus valores e o que é dignidade.

Seja você paciente, profissional da área da saúde ou quem mais decida mergulhar nessa história, desejo que, ao final, você possa olhar para dentro de si, acolher-se com compaixão e escolher viver a melhor vida possível, pois o tempo passa... Não chegue atrasado.

Para quem gosta de viver, nunca será tempo suficiente. Boa leitura.

Ana Michelle

Autora de Enquanto eu respirar, *paciente de câncer de mama metastático, em cuidados paliativos e vivendo os últimos melhores dias, meses, anos da vida.*

Prefácio 2

Conheci a Milena em uma aula. Ela estava na plateia, sentada, pálida, frágil, careca e ouvia atentamente junto a uma amiga. Eu estava no palco, palestrante, em pé, num salto de oito centímetros, corada, dando aula de Comunicação de Más Notícias.

Comunicar sempre foi meu calcanhar de Aquiles na prática médica. Estudei muito para melhorar a capacidade de falar e aprendi que precisava escutar melhor. Descobri que, ao escutar, acolho pessoas e reduzo conflitos. Doença e sofrimento sempre me incomodaram muito. Não foi ao acaso que escolhi a profissão que exerço e sou professora universitária.

A minha aula tinha exemplos de como comunicar diagnósticos como o câncer. Todo meu preparo foi por água abaixo quando meus olhos cruzaram com os da Milena na plateia. Anos de experiência profissional, e a minha aula ainda estava voltada para profissionais de saúde, e não para pacientes. Por que profissionais de saúde ainda dão mais atenção para a doença e tratamentos do que para as pessoas adoecidas?

Na aula, medi algumas palavras para ser mais delicada. Como será que aquela paciente estava escutando o que eu falava no palco?

Finalizado o momento, literalmente pulei do palco e fui atrás da paciente. "Oi, quem é você? Me conta a sua história?".

A Milena contou-me como é ter câncer de mama, como é fazer quimioterapia, como é ouvir mastectomia, como é ter neuropatia, como é a dureza da vida de quem está do lado de lá da mesa, vulnerável e sem jaleco. Ela ensinou-me como é ser uma paciente impaciente com os médicos que não sabiam acolher as necessidades dela. Ali começava uma amizade verdadeira, sem o crachá da médica e da paciente.

Meses depois, organizei um Congresso de Cuidados Paliativos e queria que outras pessoas ouvissem a caminhada do adoecer. A aula de vida da Milena foi aplaudida em pé, por minutos, por 300 pessoas emocionadas, as quais se transformaram em profissionais mais humanos por meio das histórias de verdade.

Úrsula Guirro
Médica paliativista.
Professora adjunta na Universidade Federal do Paraná.

Nota ao Leitor

Caro leitor, este é um livro interativo e sensorial. Por isso, para lhe proporcionar uma experiência incrível, selecionei músicas especiais para acompanhar sua leitura. Ou seja, um livro com trilha sonora! Este é um antigo sonho meu que se realiza com esta publicação, e as músicas costumam marcar a vida da gente.

Você consegue acessar cada música ou fazendo a leitura dos QRCodes situados antes de cada história, ou digitando o nome delas no aplicativo de música/vídeo de sua preferência.

Não é incrível?

Cada história tem uma música de referência. Cada música tem uma representação que vai fazendo sentido à medida que você for lendo.

Inclusive, você pode ler de várias formas.

Ouvindo a música simultaneamente à leitura.

Ouvindo a música antes de ler a história.

Ou, ainda, escutando ao final de cada relato.

A ideia é que você faça a interação que melhor se adaptar.

Desejo uma boa leitura e uma experiência linda!

Mergulhe junto a mim nesta história!

A autora

Lista de Siglas

CRM	Conselho Regional de Medicina
HC	Hospital das Clínicas
IFMSA	Federação Internacional das Associações dos Estudantes de Medicina do Brasil
PROUNI	Programa Universidade para Todos
PUCPR	Pontifícia Universidade Católica do Paraná
STF	Supremo Tribunal Federal
SUS	Sistema Único de Saúde
UNIP	Universidade Paulista

Sumário

Alguém que amo está com câncer, e agora?........................25
Cachorro e papagaio – Des-humanização......................28
A verdade que não cala...31
Antes do câncer – o início de tudo................................35
Fantasmas em forma de pessoas – Abuso e violência...............37
Impotência de menina...40
A verdade dói..42
É câncer...44
Cuidado com o que você deseja!......................................48
Por que quis morrer?...50
Sintomas e doenças...53
Poemas presos..55
O diagnóstico..57
Finitude da vida...59
Por que comigo?..62
Tudo pode ser visto como milagre...................................64
Noites de angústia...66
Amor de graça..68
Descobrindo o amor em meio à dor...................................71
Primeira consulta na cancerologia..................................73
Primeira sessão de quimioterapia...................................76
Contando para meu filho de cinco anos que ficaria careca.........78
Filho, agradeço todos os dias por ser comigo e não com você......81
A tomada de consciência..83
Mãe, sinto muito por ter que te dar a notícia mais triste da sua vida..85
Mana, a distância dói..87

Fazendo do limão uma limonada................................. 89
Amizade verdadeira 93
Mudança de comportamento das pessoas quando temos câncer .. 95
Frustrações e desencontros 98
Última opção 100
Sempre encontramos alguém numa situação pior 103
Casamento entre aspas..105
O câncer e seu lado bom..108
CRM – Comunicação em más notícias – A aula que salvou
a minha vida 113
Estava morrendo e não sabia 117
A paciente que tem voz..119
Como foi para mim tudo isso? 121
A cirurgia – Acredito em milagres................................... 123
A Vakinha antes da cirurgia 128
Quando recebi a notícia de que não tinha mais câncer 130
A dor da ausência (mastectomia) 132
As subidas e descidas.. 134
Conhecendo meu próprio corpo..................................... 136
Os "plantões" na UR e outras histórias............................ 138
Posturas médicas 143
O dia em que virei material didático do curso de Medicina 146
Recidiva – Será? Descobrindo o propósito........................ 149
(Re)começos 151
Refazendo a rota 153
Sobre a morte e o viver 155
Ter câncer ou uma doença ameaçadora da vida não é falta de fé! 157
Cura.. 162
Reconciliando-me com o passado 164
A vida como ela é 166

O que os olhos não veem o coração sente 168
Momentos de indignação.. 170
Como conversar com uma pessoa que foi diagnosticada com uma doença grave?.. 172
A "guerra" contra o câncer 175
NÃO é normal sentir dor durante o tratamento oncológico....... 178
Medo dos cuidados paliativos 181
Todos estamos morrendo.. 183
Toque de Deus 186
Paciente protagonista... 188
Piadas oncológicas 192
A vida é tão rara... 194
O calor que aquece a alma 196
A paciente fora da curva 198
A tarefa difícil..200
Vamos conversar sobre a morte? — Minhas DAV's (Diretivas Antecipadas de Vontade) 203
Não é uma tragédia – Texto: Marcos Piangers 205
Arrependimentos 207
Carta de uma paciente ao médico 209
Não deixe para amanhã!.. 212
Sobre o amanhã.. 214
Além da cura.. 216

Música: *Andrea Farri – 18 regali*
https://youtu.be/oR8qL9mPc-Y

Alguém que amo está com câncer, e agora?

A gente nunca acha que vai acontecer com a gente, nem com alguém que amamos. Pois é, mas acontece! Aconteceu comigo aos 29 anos. Aconteceu agora com alguém que eu amo.

Dessa vez estou do lado de cá. Do lado de quem recebe a notícia de que alguém que você ama está com câncer. É a primeira vez que acontece comigo após o meu diagnóstico de câncer de mama. Confesso que chorei, fiquei triste, aborrecida.

Ao mesmo tempo, hoje não consigo mais ser a mesma. Como já passei por um câncer, dizer frases como: "Vai ficar tudo bem", "Depois sua vida volta ao normal", "Pense positivo", "Finja que você não tem nada", é impossível para mim.

Cada pessoa que atravessa o tratamento o faz de uma forma. Cada organismo reage à sua forma. Nenhuma pessoa é igual à outra. Nenhum câncer é igual ao outro, mesmo que seja no mesmo lugar. A minha mama é a minha, a mama de outra paciente é a dela.

As dores de cada um são únicas. O intestino de um não é o intestino do outro. Ao me comunicar com a pessoa amada, disse, com a voz embargada: "Quero que saiba que estou aqui. Saiba que não está sozinha". Sabe,

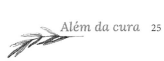

Além da cura

quando ouvi isso da Déa foi tão bom... Trouxe-me tanto acolhimento e conforto... Por mais que a notícia de estar com câncer não seja boa, saber que não estamos sozinhos já dá um alívio imenso.

E ela também me disse: "Olha, não estou aqui para te dar N receitas de curas milagrosas para o câncer, nem o que deve ou não fazer. Se quiser essas informações pode me pedir que conheço e fiz muitas coisas paralelas, mas esse não é o objetivo da minha mensagem. Quero que saiba que estou triste, muito triste com essa notícia. Não gostaria que ninguém passasse por isso. Passei por isso e sei que é difícil, mas sei que é possível. Sinto muito por você ter que passar por isso. Te amo muito!".

Nessa hora eu não aguentei, chorei. Interrompi o áudio da mensagem e, depois, continuei: "E realmente desejo um bom tratamento a você. Que seja o melhor possível. Receber a notícia de que tem câncer, ninguém espera e quer. Quando acontece ficamos perdidos, mas saiba que é possível atravessar o deserto. É difícil, tem momentos que pensamos que não vamos dar conta".

Como poderia dizer a essa pessoa: "Vai ficar tudo bem! Logo passa! Depois a vida vai voltar ao normal". Quando penso no meu tratamento não é isso que experimento. E nem é nisso que acredito. Caramba! A gente diz que está com câncer, uma doença que pode nos matar a qualquer momento, e a pessoa diz de modo simplista: "Vai ficar tudo bem! Vai dar tudo certo. Você é forte! Fulana, ciclana ficou bem. Você também vai ficar!". Vai ficar uma ova!

A gente vai enfrentar momentos de angústia, um tratamento agressivo, infinitas perdas: perda de cabelos, de fome, de membros, de parte de nossos órgãos, de sobrancelhas, de dignidade, de momentos com pessoas que amamos. Teremos sequelas que ficarão para sempre com a gente.

Você dizer que está morrendo e alguém dizer que está tudo bem é, no mínimo, falta de sensibilidade. Às vezes, é melhor ouvir um "Que merda tudo isso!" porque, realmente, é uma merda, não é legal. "Logo passa!". Passa para quem? Só se for para quem recebeu a notícia do câncer de alguém, porque quando é o seu, ah! O bicho pega. "Depois vai voltar ao normal". Vai? Tem certeza? O que é normal? Arrancar uma mama é normal? E se fosse um dedo seu, seria? Só um dedinho. Você tem dez, um não vai fazer falta, né? Ah, então, vamos, me dê um braço seu. Você tem dois.

Honestamente, hoje, quando sei do câncer de alguém, medito, reflito, antes de escrever qualquer coisa ou falar qualquer coisa. É claro que chegar com pessimismo não ajuda, mas um tanto de realismo é sempre bom. De qualquer forma, se não for ajudar não atrapalhe. Se não for agregar, não diz nada.

É óbvio que palavras de conforto são sempre bem-vindas, mas não devemos passar por cima do sofrimento de alguém assim, como se fosse "só um câncer"!

O doente precisa ter lugar de acolhimento, em que pode sentir medo e insegurança. Sentir medo faz parte da vida. Não podemos castrar isso. Depois que essa fase passa, ele se empodera e consegue tomar a força necessária para encarar o tratamento. Talvez, ele precise do seu silêncio, de um abraço. Nem sempre as palavras são a melhor escolha.

No primeiro momento precisamos sentir tudo que tem para sentir, seja raiva, indignação, tristeza, depressão. Quando descobrimos uma doença grave passamos pelas cinco fases do luto descritas por Elizabeth Kübler Ross. Precisamos deixar que as emoções sejam externalizadas. Descobrir um câncer também é se perceber finito e sentir a anunciação e eminência da morte de uma perspectiva muito próxima. Por que eu digo isso?

Música: *Thirteen Senses – Into the fire*
https://youtu.be/VFroDCsVCeY

Cachorro e papagaio – Des-humanização

Maio de 2018. Era mais um dia comum, de uma vida comum. Assim como a sua, sabe?

Eu, uma pessoa jovem, com muitos sonhos, expectativas, desejos, angústias, frustrações. Era uma fase da vida em que já havia conquistado algumas coisas que eram grandes sonhos.

Estava com 29 anos, auge das conquistas. Havia concluído minha faculdade de Direito, tornado-me mãe, advogada, professora, terapeuta. O fim do mestrado se aproximava, estava na loucura para terminar minha dissertação. Nesse período abri mão de dormir para dar conta de tantas tarefas que tinha para cumprir. Quem nunca?

Precisava cuidar do meu filho de 4 anos, da casa, do mestrado, do trabalho. Quando dormia bem era apenas por duas, três ou, no máximo, quatro horas por noite. Meu corpo e mente estavam esgotados. Entrei numa rotina insana por alguns meses para conseguir finalizar tudo para entregar dentro do prazo. Era em uma fase de desenvolvimento e, ao mesmo tempo, muito estresse.

O mestrado exigia demasiadamente de mim, minhas questões pessoais estavam exigindo muito de mim, mas eu não sabia exatamente para que lado correr. Era muita coisa para resolver. Um pouco antes disso, em dezembro de 2017, estava tão esgotada que caí de cama por 15 dias. Evento inédito na minha vida.

Já estava exausta de ter que provar que o que eu queria escrever era o que fazia sentido para mim, que aquilo era ciência mesmo com tantas evidências.

Um dia, fui para uma reunião que teríamos no mestrado, com a finalidade de prestação de contas em relação à dissertação que já deveria ter sido entregue e à bolsa que eu ganhei. Sempre fui uma pessoa comprometida com aquilo que assumo.

Entretanto, naquela ocasião perdi totalmente o controle das coisas num nível que nem sabia de onde começar. Já havia escrito cerca de 300 páginas de uma "possível dissertação" que, pelos critérios dos professores, estava longe de ser uma.

A verdade é uma só: no mestrado caminhamos sozinhos, mesmo que tenha alguém que deveria orientar. Ao chegar lá, apenas eu e mais uma amiga tivemos coragem de enfrentar a sabatina. Outros alunos que também não haviam cumprido suas obrigações com o programa de mestrado não foram dar suas caras para bater.

Cobranças, exigências, acusações.

Justifico meu atraso na entrega da dissertação pela rotina: tenho um filho, preciso trabalhar e estudar e dar conta de tudo sozinha. Escrevo, mas parece que nunca vai sair uma dissertação. Estou com acúmulo de tarefas.

Ouço de uma professora que cachorro, papagaio e periquito todos têm. Mas por que havia assinado um termo se sabia que não conseguiria cumprir o prazo de entrega? Afirmou que eu sabia que não daria conta e, mesmo assim, tinha assinado, comprometendo-me.

Chorei na frente de todos e disse que estava cansada e que iria desistir daquilo tudo. Falei umas verdades — que em estado normal jamais falaria — e acabei ofendendo, sem intenção, uma das professoras. Mas outra decidiu me defender e me dar um novo prazo. Igualmente insano tanto quanto tudo que estava vivendo naquele momento.

Saí indignada com a comparação. Cachorro e papagaio comparados ao meu filho. Que absurdo! Essa fala doeu muito. O detalhe mais interessante é que era um mestrado em Direitos Humanos. Ninguém veio, no privado, perguntar nada para mim. Eu, obviamente, não tinha a menor condição de expor tudo que estava acontecendo na minha vida. Mas, aqui, eu conto.

Os amigos de turma que estavam por ali, fora da sala, acolheram-me, disseram que só faltava um pouco, que eu não deveria desistir. Depois de ir para casa e refletir, desisti de desistir. Queria provar para mim mesma que conseguiria.

Trabalhei incessantemente para conseguir terminar. Ufa! Consegui! Defendi e fui aprovada.

Música: *Harry Styles – Sign of the times*
https://youtu.be/qN4ooNx77u0

A verdade que não cala

Fim de mestrado, eu achando que estava no lucro, pois não havia enlouquecido. Alguns amigos precisaram de antidepressivos para conseguirem chegar ao fim daquela fase.

Era maio de 2018. Durante o banho, fazendo um autoexame – naquele momento não pensei: vou fazer um autoexame. Simplesmente, toquei um dos meus seios –, notei um carocinho na minha mama direita. Não era um procedimento comum para mim, raramente fazia. Toquei o outro e percebi que não havia nada. Isso ligou um alerta em minha cabeça.

No dia 18 de maio fui ao médico, que me tranquilizou, dizendo que não era nada. Mas, para descargo de consciência, ele pediu uma ecografia mamária, que fiz no dia 22 de maio.

A defesa da dissertação estava programada para o dia 31 de maio. No exame, a médica me examinou cuidadosamente, ficou bastante tempo olhando. Eu estava um pouco tensa. Era um dia frio em Curitiba e aquele gel que passam para realizar o exame estava me congelando.

O lugar do exame também tinha aspecto gelado e triste. Era uma clínica custeada pelo SUS, muito simples. Entretanto, a forma como a médica conversou comigo foi extremamente cuidadosa e delicada. Muito linda!

Ela me explicou que, pelo meu histórico — não tinha histórico familiar de câncer de mama, havia amamentado por quatro anos e meio, era jovem, saudável, não fumava, nem bebia —, provavelmente, não era nada. Porém, ela também me disse que não estava tranquila em me enviar para casa dizendo que não era nada, pois havia características suspeitas e que, se fosse minha médica, pediria uma biópsia, por isso classificou como Birads 4 (que obriga a realização de biópsia).

Notei que algumas mulheres que entraram antes de mim tinham saído mais rápido. Perdi a noção do tempo, mas vi que havia muitos "nódulos" e que a médica mediu tudo com muito cuidado. Percebi uma preocupação nela.

Fui encaminhada para o Hospital das Clínicas para realização da biópsia. E o tempo de espera, entre desconfiança, biópsia e resultado, foi de quase três meses. Nesse período sentia aquele carocinho aumentar cada vez mais, crescer descontroladamente.

Isso foi me deixando tensa, preocupada, questionando-me: o que será? Nessa altura, eu já lidava com a possibilidade de ser algo mais grave. Fui preparando meu psicológico para as possibilidades. Pensei em como falar disso com minha família, com meu filho e amigos, caso fosse câncer.

Fazia pesquisas rudimentares no Google. Até que, em meio a tantos pensamentos, decidi conversar com uma conhecida (na época), com quem havia cruzado caminho em ocasiões profissionais e conhecia das redes sociais. Acompanhava as postagens dela sobre algumas questões de saúde, inclusive um problema de saúde que a colocou na suspeita de câncer e mais tarde foi descartada.

Ao perguntar a ela como ela estava e como estava sendo resolvido o problema dela, comentei sobre minha suspeita, que havia feito uma ecografia mamária e que aguardava a data da biópsia. Ela, gentilmente, perguntou: "Guria, quem está te acompanhando nisso tudo?". Eu: "Ninguém. Estou indo sozinha". E ela: "Ah, guria... Eu vou com você então. Passei por isso sozinha e não desejo isso para ninguém". Isso foi como tomar um copo de água após muitas horas com sede. Foi um refrigério! Pois só havia falado sobre isso com uma amiga.

Dali em diante, seguimos conversando, até a data da biopsia - 8/08/2018. Ela também era paciente do Hospital das Clínicas, para onde eu havia sido encaminhada. No dia da biópsia nos encontramos lá. Eu estava tensa, com muito medo. Nunca fui uma pessoa medrosa, sempre encarei as coisas de frente, mas, ali, estava tão frágil e vulnerável, emocionalmente e, em partes, fisicamente.

Sempre tive medo de cirurgia. Embora não fosse uma cirurgia, sabia que demandaria anestesia local e poderia doer bastante. Quando chegou a minha vez, ela ficou na sala de espera. Durante o procedimento, muitos pensamentos vieram à minha cabeça. A sala estava cheia de médicos e residentes.

Não consegui contar quantos devido ao meu medo. A anestesia para realização da biópsia é local, infelizmente, porque, para mim, foi apavorante. Era uma espécie de revólver (pesquisei no Google antes de fazer o exame), então já sabia do que se tratava. Só não sabia que seria um verdadeiro massacre e que iria doer tanto.

Um exame como esse, segundo nossa amiga que trabalha lá, dura, em média, de 15 a 20 minutos. O meu durou quase uma hora. Algum tempo depois ela comentou comigo: "Tadinha, você sofreu muito no exame".

A ideia é anestesiar a região e introduzir aquela arma, que tem uma agulha de uns 25 centímetros. E sua espessura é grande o suficiente para ter outra agulha dentro, que vai lá e "morde" o nódulo (grotescamente explicado).

Entretanto, conforme passava o tempo, o efeito da anestesia ia passando. Eu sentia muita, muita, dor. Então eu, que não reclamo de nada, dizia: "Aiiii, tá doendo! Está doendo muito! Eles pediam paciência, calma, tranquilidade. Pediam-me para respirar.

Naquela altura eu já tinha nódulos na axila e para realizar a biópsia na axila eu precisava ficar com o braço para cima, o que foi causando bastante dor também. Um residente começou a discutir com sua chefe no meio do meu doloroso exame. A chefe, uma mulher experiente, delicada. Ele, um ogro. Ele estava realizando o exame, mas acho que não sabia manusear direito o equipamento, estava aprendendo.

Estava difícil segurar o choro, porque, a essa altura, eu já achava que ele não sabia fazer bem aquilo. Enquanto isso, ele dizia: "Ah! Isso aqui é só fibroadenoma", com um tom de arrogância e plena certeza. A chefe replicou: "Não, C., você não pode dizer que isso é fibroadenoma porque não é". Eu havia lido o que era fibroadenoma no Google e sabia que quando não era fibroadenoma era tumor.

Ele tentava fisgar o nódulo e não conseguia, repetindo o procedimento umas seis vezes. Até que a chefe pegou o equipamento e realizou o restante do procedimento com muito mais rapidez e precisão.

Eu perdi as contas de quantas anestesias locais tomei — até onde consegui contar foram quatro — e de quantas vezes aquela agulha enorme foi inserida para retirada de cinco fragmentos; talvez, umas dez fisgadas. Lembrando que internamente machuca quando o equipamento "fisga". Nessa hora, minhas lágrimas escorriam. Eu tentava ser forte e não chorar, mas as lágrimas simplesmente pulavam dos meus olhos. Chorei em silêncio. A sala era escura e eles provavelmente não viram.

Eu pensava que estava sendo fraca ao chorar. Ao final do massacre estava atordoada. No fim do exame, deu-se o seguinte diálogo com a médica-chefe:

— Por que sua mãe não veio com você?

— Minha mãe não mora aqui em Curitiba. Toda minha família é do interior de São Paulo.

— Mas você contou para ela que você está com um probleminha de saúde, né?

— Não. Não contei para ninguém. Não quis preocupar minha família, que está longe, fazendo alarde.

Disse que uma amiga estava me acompanhando. Ela disse:

— Ah... Mas quando você contar para sua mãe ela vai ficar muito brava. Se fosse minha filha eu ficaria muito brava.

Tempos depois a médica me contou que tinha uma filha e que imaginou se tudo aquilo fosse com ela, e que havia ficado preocupada comigo.

Saí da sala como se tivesse sofrido alguma espécie de tortura. Foi uma das experiências mais terríveis que já vivi. Ao sair, desabei. Encontrei os braços e ombro da minha amiga para desabar. Chorei, culpei-me. Disse a ela: "O que foi que fiz para merecer isso? Por que isso está acontecendo comigo?". Contei que havia sido muito dolorido e que estava me sentindo violada, agredida. Era tão surreal! Eu dizia: "O que deixei de fazer? Por que não cuidei mais da minha saúde? Por quê?".

Naquela altura, com os comentários da médica, com a demora do exame, os comentários do médico e as imagens que eu havia visto no monitor da biópsia, já estava prevendo o resultado. Mesmo que eu não tivesse certeza, eu podia sentir.

Música: *Wake Owl – Wild country*
https://youtu.be/sOl-xR_laLk

Antes do câncer – o início de tudo

Nasci numa quinta-feira, 29 de setembro, fruto de uma relação de amor entre meus pais. Fui criada numa família cristã em que tínhamos o hábito de frequentar a igreja toda semana. Embora feita com amor, minha chegada foi trágica.

O médico da minha mãe disse que tinha passado da hora de me tirar e, assim, fizeram uma cesárea desnecessária e, como consequência, nasci prematura e fiquei na incubadora. Fui uma criança calma e tranquila, minha mãe conta que era um bebê que só dormia.

Porém, existia uma situação que minha família enfrentava desde sempre, a esquizofrenia do meu pai.

Minha mãe se casou com ele sem saber que ele tinha a doença. Ela descobriu no primeiro mês de casados. Ele tentou esganá-la algumas vezes nos primeiros dias de casados. Desde então, minha mãe ficava fugindo das loucuras do meu pai quando ele entrava no período de surto. Isso acontecia com certa frequência, a cada três meses.

Então, um dia, quando já era adolescente, contei a minha mãe sobre uma imagem que sempre vinha na minha memória como se fosse um sonho. Questionei se aquilo havia acontecido ou se era sonho. A imagem era a seguinte: via-me dentro de um carro de polícia com o

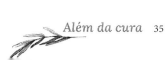

Além da cura   35

giroflex ligado. Lembro-me da cena de nós dentro do carro com aquela luz vermelha refletida no nosso rosto. Minha mãe e eu estávamos no banco de trás, eu via muito sangue nas mãos dela e ela tentava estancar. Depois me recordava de nos ver entrando em uma cela vazia para lavar as mãos em uma pequena pia branca. As da minha mãe estavam cheias de sangue. O lugar parecia uma delegacia...

Ela me perguntou: "Você se lembra disso?". Eu respondi: "Isso aconteceu?". Então ela explicou que sim e que eu tinha apenas 2 anos. Naquela ocasião, meu pai surtou e se trancou comigo em casa. Minha mãe, desesperada, tentava entrar em casa e pedia a ele que me entregasse a ela, mas ele não me entregava. Alguém chamou a polícia. No desespero, ela tentou entrar em casa e cortou a mão no vidro da porta. Depois disso fomos para a delegacia.

Minha mãe ficou impressionada com minha memória antiga. "Como assim, você lembra disso?". Meu pai sempre foi muito gentil, carinhoso, bondoso e amoroso quando não estava surtado, mas quando as crises vinham ele fica muito nervoso, forte, absolutamente sem controle. Por 10 anos ele ficou sem ter nenhuma crise. Eles se amavam bastante. Mas voltou a ter crises frequentemente. Minha mãe não suportou tamanha loucura, era impossível conviver.

Ele vivia ameaçando que a mataria. Vivemos vários episódios de muito medo em virtude disso. Ele não queria que ela trabalhasse e por um período ela trabalhou escondida, como empregada doméstica. Tinha um ciúme doentio, que não a permitia ser ela mesma. Com 20 anos de casada, ela decidiu se separar dele. Eu tinha 12 anos.

Recordo-me que até os meus 12 anos nós já havíamos passados por vários momentos enlouquecedores. Por isso, minha mãe sempre precisou trabalhar para colocar comida na mesa, já que meu pai mal conseguia entender onde estava e quem era, muito menos trabalhar com assiduidade.

Música: *Vib Gyor – Ghosts*
https://youtu.be/370RboRcs6c

Fantasmas em forma de pessoas – Abuso e violência

Eu tinha uns 7 ou 8 anos. Morava em um bairro da periferia de Bauru/SP. Sou da época em que as crianças subiam em árvores, brincavam de gato mia, cobra-cega, betes, búrica, boneca, amarelinha, bolinho de lama, esconde-esconde, pega-pega, queremos passar pelo Rio Vermelho; e eu dançava a música do Molejo, "Dança da vassoura" - "Vou varrendo, vou varrendo".

Na rua de casa morava a minha grande amiga de infância, a Paula. Éramos inseparáveis. Uma dormia na casa da outra, fazíamos piquenique, brincávamos de boneca. Ríamos muito juntas. Éramos felizes juntas!

Não me lembro como isso começou, mas me lembro bem que um homem próximo de nós, um vizinho, começou a abusar da gente. Ele era o típico vizinho que todo mundo gostava por ser engraçado. Sabia a previsão do tempo e nos dava informações precisas sobre isso. Ele sempre tinha um pacote de balas que distribuía para todas as crianças da rua. Nós, eu e Paula, adorávamos ir pedir balas para ele. Até que passou a ser um hábito e quase uma moeda de troca.

Ganhávamos os doces, mas ele nos tocava e precisávamos tocar nele. Para nós, isso parecia mais uma brincadeira. Não havia contrato

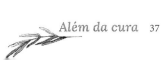

formal acerca disso. As coisas simplesmente aconteciam. Ele fazia o que queria e nós ficávamos caladas.

E mesmo sabendo, de algum modo, que não era certo o que ele fazia com a gente, sentíamo-nos culpadas por termos permitido que ele fizesse aquilo. Então, passou a ser um segredo nosso – meu e da Paula -, que guardamos por muito tempo. Por vergonha, medo do julgamento, medo do que poderia acontecer. Nunca cogitamos a possibilidade de contar a alguém. O que pensariam de nós se soubessem disso? De algum modo, tínhamos medo de que os adultos ao nosso redor duvidassem que fosse verdade.

Até que, em algum momento, nossas mães souberam disso e tivemos uma conversa nós quatro. Fomos terminantemente proibidas de irmos à casa do vizinho ou de pedir doces para ele. Assim, cessaram-se os abusos.

Logo após a separação dos meus pais, em janeiro de 2000, minha mãe começou a namorar. Até então isso não era um problema para nós. Passou a ser um problema, quando ele começou a se meter na relação dela com a gente — eu e minha irmã.

Ele se incomodava comigo, dizendo que eu era mimada, que deveria deixar minha mãe em paz. Isso me machucava. Até que, entre algumas discussões que tivemos, ele ameaçou de me bater.

Segurei firme a boca para não apanhar. Isso se repetiu algumas vezes. Mas um dia não aguentei e quando ele ameaçou, revidei, dizendo: "Bate então! Bate!". Ele não pensou duas vezes e me deu dois tapas muito fortes no rosto. Bateu-me com tanta raiva e força que a marca vermelha das suas grandes mãos ficaram no rosto da menina de 12 anos.

Minha mãe, que estava presente na cena, apenas soltou uma única palavra, fazendo um microgesto, dizendo "para" de modo pausado e com muita calma e tranquilidade. Fez um movimento quase imperceptível de tentar afastar aqueles grandes braços de mim, o que não resolveu nada. Ela não me defendeu e ficou do lado dele. Fiquei enfurecida, saí chorando pela rua, desnorteada, sem direção.

No dia seguinte, na volta da escola — voltava a pé para casa —, passei no posto policial que ficava perto de casa. Conversei com um policial, que me disse que se eu quisesse ele me levaria até o Conselho Tutelar, mas aquilo poderia prejudicar minha mãe e eu corria o risco de quererem me tirar dela. Fiquei com medo de prejudicá-la e não fui.

Nesse período, ela passou a vir cada vez menos para casa para ficar com ele. E nós, minha irmã e eu, ficávamos sozinhas. Minha irmã, por ser mais velha, pensava que devia cuidar de mim, já que éramos negligenciadas pela nossa mãe. Mas eu passei a achar que era dona do meu nariz e que minha irmã não podia "mandar" em mim. Caos instalado. Brigávamos muito.

Tempos depois, conversando com minha irmã, ela me contou que ele a havia assediado, passando a mão nela embaixo d'água, em uma ocasião em que os três – ela, minha mãe e ele - foram nadar em um rio. Ela, enfurecida, relatou o que havia acontecido a minha mãe, que não acreditou na história.

Após ele me bater, minha irmã intimou minha mãe, afirmando, categoricamente, que ela não o aceitava mais frequentando nossa casa. Caso acontecesse, ela e eu ficaríamos na casa da minha avó, em outra cidade do interior de São Paulo. Assim, ele parou de frequentar nossa casa.

Passados 21 anos, tive um sonho, em que eu, já adulta, conseguia voltar na cena e me vingar do que aconteceu. Eu travava um embate com ele, mas tinha consciência de que se tratava de um sonho, no qual, repetidas vezes, eu dizia: "Preciso mudar esse sonho!".

Ao contar o sonho a minha mãe, ela me perguntou: "Mi, mas ele não chegou a te bater não, né?" Paralisei diante da pergunta. Como assim? Como alguém se esquece disso? E ela diz também não se lembrar dos abusos do vizinho. Disse ter ficado sabendo por meio de um texto que escrevi e postei nas redes, recentemente (2021). Ao ler, ela me ligou e me perguntou: "Mi, aquilo que você escreveu, aconteceu com você?".

Pois bem, caros leitores, traumas paralisam a gente, inclusive nossas lembranças e nossas ilusões sobre o que aconteceu. De fato, após esses dois episódios terem acontecido, nunca voltamos a falar do assunto e parecia que nada tinha acontecido. A dor é tanta que não se pode falar.

Música: *Keane – Everybody's changing*
https://youtu.be/ALjSdcgbJ6Q

Impotência de menina

Logo que meus pais se separaram, meu pai foi para uma cidade do interior para morar com um irmão dele, pois minha mãe tinha uma ordem judicial que dizia que ele não podia mais entrar em casa, já que sempre que ele surtava, colocava-nos para fora de casa e precisávamos pedir abrigo na casa de pessoas da igreja.

Não podíamos recebê-lo em casa. Realmente, nossa vida estava ameaçada. Não sabemos o que esperar de uma pessoa em surto. Isso era muito triste para mim. Queria muito ver meu pai bem. Logo nos dois ou três primeiros meses após a separação, meu pai retornou para minha cidade, uns 30 kg mais magro e desorientado.

Quando o vi, chorei muito e me senti culpada por ele estar naquele estado. Abracei-o e prometi que o tiraria daquela situação. Ele estava sujo, magro, maltrapilho — um andarilho. Então, algumas pessoas da igreja pagaram hospedagem para ele em hotéis da cidade, mas não funcionou bem. As crises não permitiam que ele permanecesse em um só lugar.

Como consequência ele foi ficando cada vez mais sem rumo e sem teto, até se tornar um morador de rua. Permaneceu nas ruas por oito anos. Passei oito anos de agonia, sofrimento, dor e muito choro, por me sentir impotente e não poder fazer nada. Queria tirá-lo da rua, mas existia um problema da reforma antimanicomial que não permitia que pessoas permanecessem internadas. O caso dele, sabidamente, era internação. Quis me emancipar para ter mais poder diante da incapacidade dele.

No ano de 2006, quando fiz meus 18 anos, consegui entrar com um pedido judicial para interditá-lo e passei a ser responsável por ele. Nessa época, ele foi encontrado pela polícia com a perna muito machucada (quase precisou amputar) e foi levado ao hospital para uma cirurgia e para tratar essa questão.

Com esse fato, tive a oportunidade de conseguir uma internação compulsória. A partir disso, ele passou três anos internado em um hospital psiquiátrico. Para mim, era uma dualidade de sentimentos. Sentia-me culpada quando ele estava na rua e, depois, também por ele estar feito um prisioneiro em hospital psiquiátrico.

Realmente, só quem já visitou para saber o que é um hospital psiquiátrico. Depois de três anos, ele recebeu alta e passou a ser cuidado pelo meu namorado, porque eu havia ganhado uma bolsa para estudar em Curitiba. Minha irmã tinha muita mágoa e conflitos internos relacionados ao meu pai e ela não dava conta de cuidar dele. Era difícil para ela compreender e aceitar tudo que passamos. Depois de um tempo, ela começou a compreender um pouco mais e a cuidar dele.

Num outro momento, durante um ano ele morou comigo em Curitiba, mas surtou novamente e voltou para Bauru. Hoje ele está bem, estabilizado, há um ano e meio sem surtos. Continua carinhoso, bondoso e amoroso.

Música: *Travis – Nina's song*
https://youtu.be/Wbum2xr3K40

A verdade dói

Por volta dos meus 13 anos, minha mãe foi trabalhar como cuidadora de idosos à noite. Minha irmã e eu ficávamos sozinhas em casa cada vez mais.

Nesse período, nossa mãe passou a voltar cada vez menos para casa. E, aos poucos, ela parou de ir. Aparecia às vezes, comprava o essencial de mantimentos e ficava um tempo sem aparecer. Muitas vezes, os alimentos acabavam antes de ela retornar. Nessa fase, comecei a notar que estava sozinha aos 13 anos e que precisava me virar para não passar fome. Em 2003, aos 14, passei a vender Natura para conseguir um pequeno trocado para pagar as despesas básicas da casa — água e luz. Cada vez mais minha mãe ajudava menos. Até que minha irmã se casou e o marido foi morar em casa.

Minha mãe achava que não podia ficar "sustentando" a todos, então parou de comprar os mantimentos básicos da casa sem pensar que eu fazia parte da casa. Nessa fase eu sentia que não podia cobrar algo da minha mãe se ela sabia que eu precisava, mas quem era eu para pedir?

E eu pensava que precisava me virar mesmo. Poxa! Já tinha 14 anos! Estava na hora de me virar! Então, quando não entravam os pequenos trocados e ela não levava os mantimentos, não comia e, literalmente, passava fome. Sentia vergonha de pedir a minha mãe. Pensava: o que será que ela vai pensar de mim se ficar cobrando que ela compre comida? Nessa época, estava na oitava série.

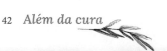

42 *Além da cura*

No ano 2000, na quinta série, havia conhecido a tia de uma amiga, que dizia que queria ser juíza. Achava-a extremamente inteligente e passei a admirar essa profissão. Então, desde a oitava série eu dizia que seria juíza. Sabia que, para isso, precisaria estudar bastante e que com o estudo que a escola pública me oferecia dificilmente eu conseguiria.

Soube de um colégio público que era um dos melhores da cidade, mas ficava longe de casa. Precisaria pegar ônibus para ir. Conversei com minha mãe e pedi se podia estudar lá. Ela disse que não sabia se teria como me ajudar com as passagens de ônibus, então disse que se algum dia ela não pudesse não tinha problema, eu iria a pé até a escola, que ficava há 10 km de casa. Durante algum tempo ela pagou as passagens.

No segundo ano do ensino médio comecei um namoro que durou longos anos. Ele passou a me ajudar com as passagens da escola e com a alimentação em casa. Sentia-me tão mal em ter que depender de um namorado para comer. Sentia-me como um cachorro que tem dois donos, que ninguém cuida e ele morre de fome. Sentia que não podia cobrar nada da minha mãe, nem do meu namorado, e "pipocavam" alguns alimentos daqui e dali.

Um dia encontrei um caderninho, no qual passei a anotar as dívidas que tinha com ele, como os valores das passagens de ônibus, com a promessa de que um dia pagaria. Aos 16 anos me dei conta que nossa mãe havia nos abandonado. Demorou para cair a ficha, mas um dia abri o guarda-roupas da minha mãe e vi que não tinha mais roupas dela em casa. Então, entendi que fazia tempo que estávamos sozinhas e "não sabíamos". A saída dela foi progressiva e silenciosa.

Nunca houve uma conversa oficial sobre isso. Aos 18 anos ganhei uma moto de presente do meu namorado. Ia com ela para cima e para baixo. Entrei em um cursinho pré-vestibular, ao qual eu ia com a moto. Com ela também saía para entregar Natura.

Depois de longos três anos de cursinho, consegui uma bolsa integral pelo PROUNI, para cursar Direito na UNIP da minha cidade. Mesmo assim, eu não achei justo fazer uma faculdade particular já que eu havia estudado tanto. Decidi continuar o cursinho simultaneamente ao primeiro ano da faculdade de Direito, por insistir na ideia de querer uma universidade pública. Puro orgulho. Então, no ano seguinte fui surpreendida com outra bolsa integral pelo PROUNI para estudar na PUCPR/Curitiba. Embora fosse uma universidade particular, era uma oferta imperdível. Desse modo, fui cursar Direito em Curitiba, em 2011.

Música: Vib Gyor – Red lights
https://youtu.be/31irQk0ll8Y

É câncer

No dia seguinte à biópsia — 9 de agosto — decidi contar para minha família o que estava acontecendo comigo porque, naquele momento, já sabia que precisava prepará-los para a notícia. No fundo, não quis contar antes porque queria acreditar que não era câncer. Pensava que se contasse depois teria que "des-contar". Imaginava que era impossível isso acontecer comigo.

Após alguns dias saiu o resultado que ninguém queria receber. Era câncer de mama, um carcinoma metastático, já não estava apenas na mama, mas também na região axilar, e também já não era em estágio inicial.

No dia 31 de agosto de 2018, Déa e eu fomos ao Hospital, na consulta com a mastologia. Foi ali que recebemos a notícia oficial. Eu já tinha um laudo dizendo coisas que fingia não entender, mas dava para ter uma ideia, pois estava escrito: "Achados mamográficos altamente suspeitos". Então eu pensava: se isso não é câncer, é o quê?

Enquanto esperávamos para entrar na consulta, Déa me disse: "Mi, se for câncer eu vou raspar a cabeça com você". Fiquei indignada e disse: "Não, amiga, você não precisa passar por isso. Eu preciso de qualquer forma, mas você não". Ela disse mais uma vez e completou: "Mas eu quero fazer isso! Meu cabelo vai crescer. É o mínimo que posso fazer".

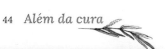

Eu comentei que, se fosse ao contrário, eu não sei se faria isso. Meu cabelo era na cintura. Entramos na sala e iniciamos a conversa com os médicos. A médica enrolou, mas acabou informando o resultado da biópsia e que era maligno. Também já havia pesquisado. Maligno é sinônimo de câncer. Não existe câncer benigno. Nós já havíamos chorado e tido tempo de processar tudo antes dessa consulta. Ali era apenas um protocolo que me colocaria oficialmente dentro do tratamento.

Depois de nos contar o resultado, o médico residente olhou para mim e para a Déa e comentou: "Estou surpreso com a reação de vocês. A gente nunca sabe as reações, mas vocês estão muito tranquilas".

Nós nos olhamos e eu disse: "É... Agora é preciso enfrentar, não tenho escolha. A rapadura é doce, mas não é mole não!". A gente riu.

Ao sair dali, Déa me perguntou como eu estava me sentindo. Não conseguia organizar as ideias, nem distinguir o que sentia ou o que deveria pensar. Por vezes, senti-me dentro de uma bolha, em um silêncio intocável, ao qual dei coloquei o nome de "momento bolha".

Após sair dali fomos para um café. Antes de entrarmos, a Déa pediu se podia fazer uma oração para mim. Eu concordei. Foi lindo e emocionante.

Minha mãe, que estava há 570 km de distância, ligou-me logo que chegamos ao café. Atendi e as palavras foram quase monossilábicas. Ela me disse:

— Oi, filha. E então, foi na consulta?

— Sim.

— E aí?

— Aí que é...

Fiz silêncio, ela começou a chorar e eu também.

Déa pegou o telefone e falou com ela, que estava desesperada. Ela queria que eu fizesse as malas e fosse para lá. Eu estava atordoada, porque nem sabia como as coisas aconteceriam. Meu filho estava com apenas 5 anos. Morava sozinha e cuidava das coisas sozinha. A Déa tentava acalmar minha mãe dizendo que iria cuidar de mim.

Por mais que eu quisesse ter ideia do que faria, eu fiquei sem chão. Esse é o tipo de notícia que chacoalha a gente e nos deixa de ponta-cabeça, e parece que a gente continua por um bom tempo assim, com a cabeça virada.

A gente está lá, vivendo de modo normal — e, às vezes, superficial —, então é surpreendido com um diagnóstico de câncer aos 29 anos. Só pensava no meu filho e no por que isso estaria acontecendo comigo. Eu me questionava: por que eu? Sempre fui saudável, sempre cuidei de mim.

Nesse momento, eu já tinha entrado em várias fases e quando recebi a notícia nem consegui reagir. Só pensava em como seria enfrentar a quimioterapia, a queda de cabelos, vômitos, a possibilidade real de morrer e deixar meu filho, que acabara de fazer 5 anos.

Passados uns dois meses, fui até a Universidade buscar meu diploma do mestrado. Já estava careca e me questionava por que será que estaria buscando, já que talvez nunca fosse utilizá-lo. Mas, mesmo assim, quis pegar nas mãos o fruto do meu duro trabalho. Ainda que fosse para nada. Caramba! Dei duro naquele mestrado insano! Não seria justo morrer sem ver meu diploma!

Para minha surpresa, ao pegar meu diploma noto que a data que nele constava era 31 de agosto de 2018, exatamente a mesma data do meu diagnóstico, do dia que, oficialmente, recebi o resultado da biópsia. Uau! Eu me surpreendi, fiquei paralisada e arrepiada diante desse fato.

Fui para o carro, olhei para a Universidade, por onde transitei por tanto tempo. Foi onde fiz minha graduação e mestrado, onde vivi muitas histórias, realização de sonhos, paixões; onde passei horas estudando na biblioteca; onde fui convidada para dar aula e me tornei professora.

Tirei o diploma do envelope e contemplei-o por alguns minutos. Parecia que não estava acordada. Veio um filme na minha cabeça, desde quando pisei pela primeira vez naquele campus, quando me encantei, fiquei deslumbrada com tanta beleza. Amava a biblioteca da faculdade.

Pensava comigo: será que a vida é isso mesmo? Mas meus pensamentos sempre terminavam com a palavra câncer. Estou com câncer.

Despedi-me daquele espaço e voltei para a minha realidade recém-oncológica. Estava com uma doença grave que poderia me levar embora para sempre.

Questionei-me: será que vou morrer? Será que tudo vai acabar assim mesmo? Eu, jovem, com a vida pela frente, um filho pequeno, morrendo de câncer? O que será que eu não aprendi? O que será que ainda não trabalhei? Como faço para desacelerar o crescimento das células cancerígenas? Logo pensava: agora está fora do meu controle. O que deveria ter feito estava antes desse diagnóstico. Agora, pode ser tarde.

Mas como assim? Eu ainda não realizei os meus sonhos! Calma, espera aí! Eu quero mais um tempo aqui na Terra! Como faço para tirar isso de mim? Será que tem alguém meu ouvindo? Deus! Cadê você?

Eu tinha o grande sonho de me casar vestida de noiva! Perguntava-me: será que vou morrer sem viver isso? E logo pensava: o que importa agora? Quem vai querer se casar com uma pessoa com câncer? Acorda, Milena! O seu tempo está acabando! A sensação era de que minha vida estava escapando pelos dedos, como quando tentamos segurar água ou areia. Via meus dias se derretendo em meio a um diagnóstico bizarro.

Foram meses de grande sofrimento, sintomas, angústia, medo, incertezas. Imaginava como as células estavam naquele momento, loucamente desordenadas, loucamente umas comendo as outras. Estava me autodestruindo. Como pode isso acontecer? Nesse período todo tive bastante tempo para refletir sobre muitas coisas. Uma delas está naquilo que desejamos, consciente ou inconscientemente.

Para mim, é fato que o câncer mudou para sempre minha visão sobre o mundo, sobre a vida, saúde, doença, morte, câncer, medicina, médicos, cuidados paliativos, sobre ser paciente.

Não tem como passar por uma doença como o câncer sem realizar transformações e conversões. Outra ilusão que temos é a de que se você se curar está ok. Sua vida vai voltar ao "normal". Só que não. A minha vida nunca mais foi a mesma. E, no fundo, isso é bom. Aprendi muito.

Música: Steve Reynolds – Mistaken identit
https://youtu.be/T26OxsoRBOM

Cuidado com o que você deseja!

Um tempo antes do câncer eu quis morrer. Minha vida andava sem sentido e achava que a morte poderia ser a solução. Vivia uma noite escura da alma e estava bem difícil suportar minha existência. Nunca teria coragem de tirar minha própria vida, mas realmente queria que, de alguma forma, ela deixasse de existir. Talvez, muitos possam olhar para mim e imaginar que sou uma fortaleza, que nunca tive crises existenciais e que minha vida é mamão com açúcar.

Pelo contrário, sou humana, de carne e osso. Tenho altos e baixos e, com certeza, minha fragilidade me faz mais forte. Contá-las pode ajudar muitos que estiverem pensando em desistir. Trago a reflexão de que podemos criar uma realidade por meio do que desejamos. O pensamento gera uma frequência, que é transformada em sentimento, que gera a materialização, seja ele inconsciente ou consciente.

Henry Ford disse: "Se você pensa que pode ou se pensa que não pode, de qualquer forma você está certo".

Você pode estar desejando coisas ruins sem saber ou pedindo as coisas da forma errada. Quando me deparei com o câncer, imediatamente me lembrei do "desejo" anterior de morrer. Lembrei-me de quantas vezes quis que minha vida deixasse de existir, quantas vezes pensei que a melhor

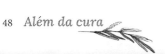

solução era minha vida acabar. Fui tomada por uma tristeza enorme e entendi que aquilo que estava desejando, finalmente, estava acontecendo.

Quando me dei conta disso entendi que essa não era a solução que queria. É como se quisesse reverter o "pedido", tipo: quero parar com essa brincadeira! Então, tive uma conversa com Deus. Disse que estava arrependida do que havia desejado, que não sabia o que estava desejando. O que eu queria mesmo era ser feliz, viver, estar com meu filho, que na época do diagnóstico tinha apenas 5 anos.

Decidi retomar o curso da minha vida. Disse para mim: "Com certeza, quero viver!". Assim, pude ressignificar minha existência, dar um novo sentido para minha vida e para os motivos que me levaram a não querer mais viver. Acredito que a doença veio para que pudesse realmente avaliar se a minha vida valia a pena ou não. E o que eu gostaria de fazer dela.

Desejei e a minha mente trabalhou para que aquilo se tornasse realidade. Pedia a Deus uma forma de sair dessa vida sem precisar me matar. Um tempo depois, descobri o câncer. De alguma forma, meu desejo estaria se realizando.

Então, cuidado com seus desejos porque eles podem se tornar realidade. A mesma força que você tem para desejar aquilo que quer, você tem para desejar aquilo que não quer. Seus desejos podem ser inconscientes e, mesmo assim, você estará desejando. Nosso cérebro não faz distinção do que é realidade ou imaginação.

Imagine que você está cortando um limão. Agora, você vai sentir o cheiro do limão cortado e esprêmê-lo na boca. Posso assegurar que sua boca salivou. Sabe por quê? Porque seu cérebro não sabe a diferença entre imaginar que está saboreando e saboreá-lo efetivamente. Da mesma forma, o cérebro não entende a palavra "não".

Mais um teste: não pense em um elefante rosa. Imediatamente, você pensou em um elefante rosa, porque seu cérebro simplesmente ignorou o NÃO no começo da frase. Da mesma forma, muitas vezes atraímos para nossa vida coisas que não queremos.

Como seria se aquilo que você deseja realmente acontecesse? Quem sofreria ou se beneficiaria? O que você ganharia ou perderia? Realmente, queria que meu filho tivesse uma mãe saudável física e emocionalmente. Queria passar mais tempo junto a ele, viajar, vê-lo crescer, brincar mais, curtir momentos de qualidade com ele, cheirar mais, rir mais, juntos. Mas só descobri isso depois que a morte bateu na minha porta quase sem direito à recusa.

Música: Hoobastank – *The reason*
https://youtu.be/fV4DiAyExN0

Por que quis morrer?

    Nós, seres humanos, temos algumas formas imaturas e desesperadas de querer resolver os problemas. Pensamos que morrer vai ajudar a acabar com eles. Queremos terceirizar nossas responsabilidades de resolver questões que só cabem a nós. Comigo não foi diferente.

    Pelo que sei sobre mim, mesmo de modo inconsciente sempre tentei morrer. Começando pelo meu nascimento, que foi antes do tempo, por ignorância, mas foi. Depois, com pouco tempo de nascida, minha mãe não tinha leite, davam-me chá para tomar. Em uma dessas ocasiões me afoguei e, segundo meu pai, fiquei toda preta, de branca que sou, e voltei por um milagre à vida, porque ele fez respiração boca a boca. Eu era tão pequena que me contam que eu cabia numa caixa de sapatos e meu pai me pegava com apenas uma mão.

    Depois, mais velha, aos 16 anos, tive uma grande hemorragia, que me levou a ficar internada por três dias. Aos 18 sofri um acidente de moto. Aos 29 veio o câncer.

    Dei-me conta de que, talvez, sentisse que não tinha espaço no mundo, por isso sempre busquei, de maneira inconsciente, morrer. Não me sentia amada, sentia-me um peso para minha mãe. Só me dei conta disso no momento que escrevia este livro.

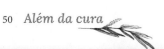

Cinco anos antes do câncer vivia uma crise no meu relacionamento conjugal. Crise que nós dois não queríamos reconhecer que existia. Era início de 2016, dois anos antes do câncer tivemos uma conversa que nos colocou de frente para realidade. Dali em diante tudo foi desabando, como no filme *Divertida mente*.

Ele me fez algumas confissões avassaladoras, contando-me sobre traições que havia cometido durante todo nosso período de relacionamento, mas que, então, estaria mudado. Nossa relação já estava ruim há tempos, somando isso às confissões, foi a gota d'água para que a situação ficasse ainda pior. Ele tomou a decisão de contar para começarmos do zero, para deixarmos o passado para trás, como se aquilo fosse nos colocar diante de uma nova fase. Assim ele acreditou.

O golpe foi tão forte para mim que fui incapaz de compreender onde estava o amor dele por mim e se realmente algum dia houve amor. Mesmo compreendendo que ele foi honesto e corajoso ao contar, ele foi desonesto quando agiu daquele modo.

Lealdade é algo muito importante para mim. Meu chão se abriu. E se puder fazer alguma analogia, foi a mesma sensação que senti quando descobri o câncer. O chão parece que vai nos engolir e estamos sendo desintegrados.

Parece que aquela pessoa à qual você sempre se dedicou e confiou simplesmente joga tudo fora. Temos a impressão de que tudo que vivemos foi uma mentira. Podia ser que nem fosse isso, mas foi o que senti.

É fato que em nossos 11 anos de relacionamento tivemos várias questões importantes que foram desgastando a relação, inclusive erros cometidos por mim, mas a nossa conversa foi um gatilho para desencadear muita raiva dentro de mim. Senti-me não apenas traída pelo namorado, mas por um amigo em quem confiava. Tínhamos uma relação de parceria e companheirismo tão grande que eu não esperava isso dele.

Para mim foi de mais! Dois dias depois da conversa disse que não suportava mais olhar para ele sem sentir raiva e que precisávamos morar em casas separadas. Pela minha saúde mental.

Paralelo a isso, no período em que tivemos essa conversa, meu pai estava morando com a gente devido à esquizofrenia. Também foi nessa época que comecei o mestrado. Então tinha meu filho e meu pai esquizofrênico para cuidar, um mestrado para levar e, agora, uma separação e seus desdobramentos para lidar.

Por meu pai estar em casa na ocasião em que conversamos, não consegui chorar alto, jogar pratos, copos, gritar, socar. Lembro-me de chorar calada no quarto para que meu pai não ouvisse e quisesse saber o que estava acontecendo.

Foi deste modo que enfrentei a separação e aquela bomba que fora jogada no meu colo: calada, sem expressar nem para mim mesma o que estava acontecendo na devida proporção e magnitude que o assunto exigia. Um tempo depois meu pai voltou para o interior de São Paulo e minha irmã passou a cuidar dele, como antes de ele morar comigo.

Não contei a ninguém sobre as razões da separação por vergonha. Passei um bom tempo tentando digerir toda a informação. Acabei abrindo para algumas pessoas muito íntimas e em terapias, mas sem a intensidade que isso pedia. Reprimi muito meus sentimentos, minha raiva e minha indignação. Dois anos depois, deparo-me com o câncer.

Música: *Ben Rector – When a heart breaks*
https://youtu.be/oHCrFA2X26I

Sintomas e doenças

  Estudo doenças e sintomas há alguns anos, então sei que câncer é mágoa endurecida, ferida não cicatrizada, dor emocional não reconhecida. É estresse e vida não saudável. São "lixos emocionais" que acumulamos.

  Isso acontece de modo totalmente inconsciente. Não sabemos como exatamente isso se dá. Apenas quando estamos diante de uma doença fazemos um flashback e compreendemos que diversos fatores podem tê-la desencadeado.

  Para curar precisamos de intervenções tão sensoriais quanto as que causaram o trauma. Com a mesma intensidade. Muitas vezes, não é um processo tão simples. A psicoterapia pode fazer isso, além de outras intervenções.

  Realmente, não digeri tudo aquilo, remoía a cada instante. Refazia as cenas na minha cabeça com riqueza de detalhes. Afinal de contas, ele me contou muitas coisas em detalhes. E o que ele não contou em detalhes eu fazia questão de criar mentalmente.

  O que fiz comigo? Torturava-me a cada instante que retornava para aquelas histórias. O fato de não ter conseguido perdoar verdadeiramente me deixava sempre perto da dor. Foi como se tomasse uma gota de veneno todos os dias em doses homeopáticas. Ia matando minha alma aos poucos.

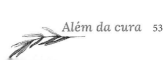

Além da cura   53

Sentia tanta raiva que dava vontade de morrer. O problema não foi o que fizeram para mim, mas, sim, o que fiz com o que fizeram para mim.

Vários fatores podem desencadear um câncer. Tenho plena certeza de que não foi só um, no meu caso. Com certeza, o fato de não ter externado o que precisava, no momento adequado, contribuiu para petrificar a dor.

Quando a nossa alma não suporta uma grande dor, ela passa a ser física. É como se o espaço que cabe a dor ficasse insuficiente e o nosso corpo acaba tendo que externar de alguma forma. Isso é a doença. É uma dor da alma que vem para o corpo físico, como se a dor emocional dissesse: "Você não vai olhar para mim? Você não vai me dar atenção? Então vou para um lugar que você me veja!". Quanto mais grave a doença, maior é a dor emocional.

Sei que contribuí em vários aspectos para que nosso relacionamento chegasse a esse ponto. Não sou uma vítima. Precisamos assumir nossa parcela de responsabilidade pelo que deu certo e pelo fim do relacionamento.

Fico com exatamente metade das responsabilidades. Ele não foi o responsável pelo fim. Nós dois fomos. Fico com 50% do que deu certo e 50% do que não deu e deixo com ele 50% do que deu certo e 50% do que não deu.

Assim, seguimos adiante.

Mas nem sempre foi assim. Por muito tempo me torturei querendo assumir 100% da responsabilidade pelo fim do relacionamento, como se tivesse falhado em vários aspectos, inclusive por achar que não havia conseguido perdoar. Por isso não consegui suportar a ideia de retomar a relação.

Depois de muita tortura mental e sentimento de culpa entendi que não se tratava de perdão, mas, sim, de escolha. Escolhi ficar longe do que me machucou. Escolhi seguir minha vida sem a companhia dele. Não por querer puni-lo ou por orgulho, simplesmente por não dar conta de toda a informação que recebi.

Então, finalmente, perdoei-me.

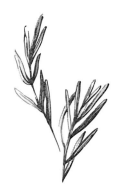

Poemas presos

A maioria das doenças que as pessoas têm
São poemas presos.
Abscessos, tumores, nódulos, pedras, são palavras
calcificadas,
Poemas sem vazão.
Mesmo cravos pretos, espinhas, cabelo encravado.
Prisão de ventre poderia um dia ter sido poema.
Mas não.
Pessoas, às vezes, adoecem da razão
De gostar de palavra presa.
Palavra boa é palavra líquida
Escorrendo em estado de lágrima
Lágrima é dor derretida.
Dor endurecida é tumor.
Lágrima é alegria derretida.
Alegria endurecida é tumor.
Lágrima é raiva derretida.
Raiva endurecida é tumor.
Lágrima é pessoa derretida.
Pessoa endurecida é tumor.
Tempo endurecido é tumor.
Tempo derretido é poema
Você pode arrancar poemas com pinças,

Buchas vegetais, óleos medicinais.
Com as pontas dos dedos, com as unhas.
Você pode arrancar poemas com banhos
De imersão, com o pente, com uma agulha.
Com pomada basilicão.
Alicate de cutículas.
Com massagens e hidratação.
Mas não use bisturi quase nunca.
Em caso de poemas difíceis use a dança.
A dança é uma forma de amolecer os poemas,
Endurecidos do corpo.
Uma forma de soltá-los,
Das dobras dos dedos dos pés, das vértebras.
Dos punhos, das axilas, do quadril.
São os poemas cóccix, os poemas virilha.
Os poemas olho, os poemas peito.
Os poemas sexo, os poemas cílio.
Atualmente, ando gostando de pensamento chão.
Pensamento chão é poema que nasce do pé.
É poema de pé no chão.
Poema de pé no chão é poema de gente normal,
Gente simples,
Gente de espírito santo.
Eu venho do espírito santo
Eu sou do espírito santo
Trago a vitória do espírito santo
Santo é um espírito capaz de operar milagres
Sobre si mesmo.

Viviane Mosé

Música: *Sleeping at last – Sun*
https://youtu.be/lOQrfLFDUKY

O diagnóstico

Então, em agosto de 2018, minha vida foi modificada para sempre com o diagnóstico de um câncer de mama, aos 29 anos.

Meus planos, minha vida, foram interrompidos por um câncer. Nem eu, nem ninguém espera um diagnóstico como esse no auge dos 29 anos ou em qualquer idade. O câncer me colocou num lugar desconhecido, de silêncio e isolamento.

Costumo dizer que sentia que estava dentro de uma bolha. Somente eu era capaz de compreender o que se passava na minha cabeça com aquela notícia. Mesmo assim, não é algo descritível ou nomeável.

A possibilidade de ter minha vida brutalmente interrompida por uma doença agressiva me assustou e me colocou na esfera do medo e da insegurança. Não sabia o que estava prestes a enfrentar. Sempre acordava de madrugada assustada e me perguntava: será que estou tendo um pesadelo? Estou com câncer mesmo? Isso é sério?

Eu me beliscava para ver se era real. Levantava, procurava os exames para ver se era sonho e quando encontrava, dava-me conta de que não era sonho. Estava mesmo com câncer!

Caramba! Minha vida virou de pernas para o ar!

As pessoas ao meu redor também precisaram se readaptar. Minha mãe passou a viajar muito mais para Curitiba. Déa me acolheu de maneira ímpar, junto com suas duas filhas e esposo, cedendo, inclusive, sua cama, para melhor me acomodar. Às vezes, meu filho precisou ficar longe de mim porque eu não dava conta dos efeitos colaterais do tratamento. Não queria que ele me visse chorar pelas dores insuportáveis que não passavam com tramal e, numa certa altura, nem com morfina. Ele passava muito mais tempo com o pai do que comigo. Quando me sentia melhor ficava comigo.

Nossa vida precisou de ajustes que ninguém esperava e queria. Desenvolvi uma resiliência que não sabia ter. Aprendi que quando existe uma situação que não depende de mim preciso concordar com ela e esperar pacientemente com muita fé. Entendi, absolutamente, o que significa esperar em Deus.

Quantas vezes quis cuidar do meu filho e não conseguia levantar da cama. Quantas vezes quis cuidar da minha casa e não conseguia, quis sair de casa e não era possível. Não tinha força nem para tomar banho em pé. Por meses tomei banho sentada, pois não conseguia sustentar as pernas.

Mas duas coisas eram muito certas: eu queria ficar viva e queria ver meu filho crescer. E, para isso, faria o que fosse necessário. Era quimioterapia? Então faria! Era tomar remédio, deixar de me alimentar com certos alimentos ou precisar ficar horas no Hospital investigando sintomas adjacentes? Então faria! Decidi que se eu precisava passar por tudo isso, passaria sem reclamar.

Nunca fui uma pessoa de me queixar da vida, e nem nesse contexto fiz isso. Não era o contexto ideal e esperado, mas precisei respeitar o tempo das coisas.

Nossa vida tem estações. Definitivamente, não podia definir e nem mudar de estação no momento que queria. Precisamos enfrentar a situação da maneira que o contexto pede. Estamos dispostos a viver? Ou preferimos morrer? Escolhi a primeira opção.

Embora tivesse feito minha escolha, sabia que a decisão final não era minha, mas de Deus.

Música: *Titans – Epitáfio*
https://youtu.be/7TunQUJdy1E

Finitude da vida

Perceber a finitude da vida é conseguir observar que daqui a um minuto ou na próxima noite você não vai estar mais aqui no seu corpo e terá que se despedir das pessoas que você mais ama. E você se dá conta de que muitas delas não estão perto de você naquele momento.

É ir dormir com a sensação de que não quer fechar os olhos porque tem medo de não os abrir mais. É perceber que absolutamente tudo pode chegar ao fim sem você ter tempo de rever qualquer coisa que seja. É perceber que quando as cortinas se fecham não tem mais volta. O espetáculo simplesmente termina e você não tem a oportunidade de reeditar.

Porque esta vida, a minha vida e a sua são únicas!

Perceber que a vida é finita, para mim, é conseguir olhar a vida com amorosidade até em um momento tão doloroso. Não estou romantizando o câncer. Ele é, sim, uma doença muito séria, que traz outros tantos danos e marcas para o resto da vida. Ter câncer não é legal, divertido e gostoso. Mas, por meio dele, é possível modificar coisas nas nossas vidas que talvez uma vida inteira não fosse capaz de nos proporcionar tamanha conversão. É a conversão, literalmente, da condução da vida. Mas não foi sempre assim.

Em alguns momentos fiz infinitos questionamentos. Tive oscilações, dúvida, medo, horas e horas de muito choro. Quando você descobre uma doença grave, percebe que precisa cuidar de si, que precisa dar prioridade a você mesmo. Não há mais tempo para adiar nada e nem de cuidar do outro e depois de si. A doença exige que você corra para dentro de si antes que você não esteja lá para se encontrar.

A iminência da morte te faz acordar para a finitude da vida e não deixar mais nada para depois. Aquilo que parecia pequeno ou adiável passa a ser uma necessidade. Aquela história de quando eu tiver mais dinheiro, mais tempo, mais companhia, passa a ser hoje.

Vivia me achando sem tempo inclusive para dormir, estar com os amigos, namorar. Passei a gastar meu tempo, horas e horas, em leito de hospital, salas de espera, exames. Dei um jeito na agenda e o hospital passou ser minha segunda casa. Meu tempo foi dividido entre o hospital e minha casa.

Quando faço uma retrospectiva, percebo que agora, obrigatoriamente, preciso cuidar de mim, levar-me ao hospital, estar comigo, em cada espera para uma nova consulta.

Se tentamos fugir de nós mesmos a vida dá um jeito de nos reencontrarmos para acertar os ponteiros. Eu tentava fugir de mim, evitava tocar nos pontos que doíam, e as dores da alma, por vezes, são muito mais intensas que as do corpo.

Antes, pensava mil vezes para pedir ajuda com meu filho. Diversas vezes cancelei compromissos para não pedir a ninguém e assumir a responsabilidade sozinha. Tinha a ideia de que eu tinha um filho e precisava cuidar dele, afinal de contas, sou a mãe.

Quando adoeci e sofria com os efeitos colaterais do tratamento, o primeiro compromisso que precisei terceirizar foram os cuidados com meu filho. O pai precisou ajustar agenda, cancelar dias de trabalho e flexibilizar ao máximo para que pudesse estar com ele.

No dia da minha primeira sessão de quimioterapia, não fui buscá-lo na escola. Ligaram-me para saber por que ninguém havia ido. Eu havia combinado de alguém buscar, mas a pessoa se esqueceu.

Então, ao atender a ligação e ouvir que era da escola, deu aquela gelada por dentro – as mães me entenderão. Quando toca o telefone e é da escola, pensamos mil coisas.

Deu-se o seguinte diálogo:

— Aqui é da escola do Henrique. Você é a mãe dele? - disse a secretária.

— Sim - respondi.

Ela continuou:

— É que ninguém veio buscá-lo. Só tem ele aqui na escola.

— Meu Deus! Esqueceram de buscar meu filho na escola. Estou no hospital, fazendo quimioterapia. Já vou ligar para pessoa que ficou de buscá-lo.

Foi assim que, na escola do meu filho, ficaram sabendo que eu estava com câncer.

Se não estivesse fazendo quimio, tenho certeza de que sairia correndo para ir buscá-lo, teria dado meu jeito. Sou conhecida por dar jeito em tudo, encontro soluções, tenho ideias criativas.

Quando não cuidamos de nós e adoecemos isso aflora e fica evidente, pois começamos a notar que o que fazíamos antes era muita coisa e, então, outras pessoas precisam fazer o que fazíamos. No início ainda tentamos viver como antes, mas as demandas não podem ser as mesmas, simplesmente porque nosso corpo não dá conta. Precisei descobrir quem era, pois um novo mundo se revelou.

Precisei ser humilde, reconhecer que não estava dando conta e precisava de ajuda. Entendi que não precisava ser a Mulher Maravilha.

Antes da doença muitas pessoas saem para se distrair delas mesmas. Com a doença tudo fica muito mais latente. Como diz a Dr.ª Ana Cláudia Quintana: "Você não quer que a morte chegue porque você não deixou sua vida chegar primeiro". Foi exatamente o que aconteceu comigo. Queria torcer mais um pouquinho o tempo para ver se conseguia ampliar meu tempo, porque havia me dado conta de que não tinha vivido tudo o que queria. E esse, meus caros, é um dos maiores arrependimentos nos leitos de morte, segundo algumas pesquisas e relatos médicos.

Música: *Hillsong Worship – Touch of heaven*
https://youtu.be/nxxr47zEUxE

Por que comigo?

O que fiz para merecer isso? No primeiro momento que me vi com câncer questionei: por quê? Por que comigo, Deus?

Sempre tive hábitos de vida saudável, dançava, meditava, sempre ajudei as pessoas, sou uma pessoa boa, não causo mal a ninguém, sou honesta, não fumo, não bebo, sou uma mulher que tem fé. Por quê? A resposta veio na sequência, com outras perguntas. Por que não eu?

O que tenho de melhor que outras pessoas para achar que não mereço e talvez outros mereceriam mais do que eu? Dei-me conta de que sou como qualquer outro ser humano. Deus não escolhe ninguém porque é da religião x ou y, por ter 20 ou 80 anos, por fumar ou não, ter filhos ou não.

Dei-me conta de que precisava ser mais humilde e parar de julgar o que era certo ou errado, justo ou injusto. Nada define. Quanta arrogância minha pensar que era melhor do que outras pessoas. Não tinha a ver com merecimento. Tratava-se de aprendizado. Então, veio outra pergunta: para quê? A doença está a serviço de quê? Ao longo do tempo essas respostas têm chegado.

Nesse tempo de tratamento, Deus foi tão generoso comigo que me proporcionou milagres diários para que eu pudesse compreender o tamanho do cuidado d'Ele comigo. Entendi que o que eu preciso passar, ninguém pode passar por mim. Esse deserto é meu.

Você passa uma vida inteira cuidando da sua alimentação por uma questão de saúde e do dia para noite descobre um câncer. Você acha que está fazendo tudo certo, então descobre uma doença que pode te matar rapidamente e passa a achar que fez tudo sempre errado ou de maneira insuficiente.

Você conhece pessoas que têm vidas desregradas, mas que não têm câncer; outras que, mesmo com câncer, têm uma vida desregrada e ainda assim se curam; e outras, mesmo com vida saudável, morrem. Ou seja, nada define. O fato é que não existe uma matemática e nunca vamos saber se o que fazemos está certo ou não.

Continuei com minha vida e alimentação saudáveis porque entendi que não era isso que iria definir. Sempre gostei de fazer assim. Acreditei que algumas coisas podiam ajudar, então fazia o que pensava ser importante para meu tratamento.

Tempos depois um médico me disse que meus hábitos alimentares e de vida ajudaram bastante para na recuperação do meu corpo. Foi, então, que entendi que me autopunir por coisas que não poderia imaginar e muito menos controlar era muito injusto comigo. Passei a me perdoar e parei de querer encontrar as razões.

Já ouvi histórias de pessoas que se culpavam por terem tido uma vida de abusos e desenvolverem um câncer. Mas se isso fosse um fator determinante eu não teria ficado doente. Então, não adianta querermos colocar dentro de fatores racionais o que assim não se explica, eles não definem nada. O que é decisivo mesmo é como você quer viver sua vida, apesar de uma doença. Isso muda o curso do tratamento. Muda a forma de encarar o que estiver por vir.

Música: *Legião Urbana – Tempo perdido*
https://youtu.be/OWg5rAemBfA

Tudo pode ser visto como milagre

Aprendi que milagres acontecem todos os dias quando abro meus olhos e percebo que estou viva. Acordar e ter mais um dia de presente é um milagre tão lindo, mas só percebemos isso quando existe a possibilidade de não acontecer no dia seguinte.

Temos a ideia de que temos todo tempo do mundo, que podemos fazer em outro dia, mas não, o seu tempo pode estar acabando. É como a música da Legião Urbana: Temos todo tempo do mundo... Não temos tempo a perder... Somos tão jovens...".

Então nos deparamos com a realidade de que não temos todo tempo do mundo e não temos tempo a perder. Por isso tudo passa a ser visto como milagre.

Temos a mania de pensar que milagre é quando o mar se abre, o sol para, o cego vê. Não era cega, mas com certeza hoje enxergo muito mais e posso me sentir agraciada por milagres o tempo todo. Quando noto que meu coração funciona perfeitamente, que meu filho é saudável, quando escuto a respiração do meu filho, sei que isso é milagre.

Moro em Curitiba, longe de toda minha família, que mora no interior de São Paulo. Então já se pode imaginar como é enfrentar um câncer com um filho pequeno, sendo sozinha para cuidar de tudo, longe

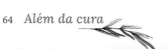

da família. Quando suspeitei do câncer e fui conversar com a Déa, que se ofereceu para me acompanhar, sem saber nada sobre minha vida, vi isso como um milagre. Para mim, eu havia ganhado um anjo particular para me acompanhar. Minha mãe lá de longe pedia muito a Deus que um anjo segurasse minhas mãos durante todo esse período de tratamento, já que ela não poderia estar comigo.

No momento da primeira pulsão da quimioterapia lá estava a Déa, que olhou para mim e segurou a minha mão. Olhamo-nos demoradamente e meus olhos se encheram de lágrima lembrando-me do pedido da minha mãe.

A Déa não sabia do pedido dela, mas eu sabia que ali tinha um mover de Deus muito grande sobre minha vida. Eram os detalhes que me mostravam diariamente o cuidado d'Ele comigo. Ali começaria uma grande batalha, interna e externa, mas eu não estava sozinha. Acredito em milagres porque, simplesmente, sou um.

Com certeza, tenho muita fé! Cada um com suas crenças, mas acredito em Deus.

Durante meu tratamento todo Ele veio falar comigo de diversas maneiras. Por meio dos sonhos, de pessoas, de filmes e até em forma de texto. Realmente, Ele fala comigo, ouve-me e me responde.

Acredito que vivemos de milagres diários. Meu respirar, as batidas do meu coração, meu sistema nervoso, digestório, fisiológico, rins, fígado, tudo funcionando perfeitamente. Tudo é tão perfeito!

Como posso duvidar que minha existência já seja um milagre? Tem aquele milagre que a gente acredita ser impossível, então se torna possível. Como fazer o sol parar ou multiplicar pães e peixes? Para mim, viver já é um milagre!

Vejo o abrir dos olhos como um milagre, assim como as trocas gasosas. Quando tive medo de não acordar no dia seguinte tive a certeza de que algo muito superior à minha capacidade de controle estava comandando cada função do meu corpo e não dependia mais de mim querer ficar ou não.

Os botões de *Start* e *Stop* estavam fora do meu controle, absolutamente. Ali, só dependia de uma força que não poda vir de mim. No meu entendimento só podia vir de Deus, daquilo que considero superior em Sua grandeza.

Música: Laura Souguellis – Em teus braços
https://youtu.be/IxpWNuxGmzc

Noites de angústia

Passei noites inteiras pensando no tumor crescendo descontroladamente, imaginando que dentro de mim havia uma doença mortal e, naquele momento, não estava sob o meu poder o controle de tudo.

Minha fé veio em muito boa hora, para mostrar que Deus estava sob o controle e eu não precisava me preocupar com o que não fosse da minha alçada. Mas todos esses sentimentos oscilavam. Eram muito instáveis.

Tinha momentos que pensava não ser real. Parecia que a qualquer momento iria acordar e ouvir: pegadinha do malandro! Ou ouviria que era só um pesadelo. Em outros momentos procurava entregar minhas angústias para Deus.

Precisava fazer o que era possível, aquilo que conseguisse, do ponto de vista humano. O que era impossível deixava nas mãos de Deus, sempre pedindo muito que Ele não me deixasse sofrer. Foi nesse contexto que fui visitada pela presença do Espírito Santo. Podia sentir a presença e a conexão tão forte com Deus que entendia perfeitamente o que ia sendo falado ao meu coração.

Sentia-me esquizofrênica, até que perguntei a alguém mais entendida do que eu nesses assuntos. Descobri que estava ouvindo Deus falar comigo, sim. Isso aconteceu em muitos momentos.

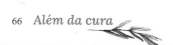

Na noite após a primeira quimio, fui acordada às 2 horas por uma voz audível. Foi a primeira vez que isso aconteceu. Vinham frases na minha cabeça que sabia que não eram minhas. Passei a anotar as frases que ouvia. A velocidade da informação era tão grande que escrevia verdadeiros garranchos, mas anotava o que conseguia.

Por diversas noites isso foi acontecendo e, assim, páginas e páginas de informações foram escritas. Acontecia sempre de madrugada. Era suavemente acordada. Às vezes sentia como se alguém me tocasse, outras vezes, escutava alguém me chamando. No dia seguinte, quando acordava, corria ler, para ver se não estava sonhando. Realmente, havia anotado coisas que não eram minhas e que nem me recordava de ter anotado. Eram mensagens de Deus para mim.

Na primeira noite ele me prometeu que eu não iria vomitar. Sempre detestei vomitar e tinha pavor em pensar nisso ao fazer quimio. Era algo que pedia muito a Deus, que não me deixasse passar por isso. Então, nesse primeiro encontro, Ele me disse: "Perceba, você não está com vontade de vomitar. Te acordei para você ver isso. O dia passou, você não vomitou e não vai vomitar".

E eu não vomitei em nenhuma sessão. Muitas coisas que escrevi nos cadernos, das minhas conversas com Deus, cumpriram-se. Isso me fazia acreditar que Ele realmente estava me visitando e falando comigo. Nesse período passei a acreditar e a confiar ainda mais em Deus.

Música: *Hanson – I will come to you*
https://youtu.be/iqMJr5ayNrA

Amor de graça

Com a Déa aprendi o que é amor de graça.

Quando ela disse que me acompanharia, imaginei que seria algo pontual. Não esperava que ela fosse me acompanhar em tudo, que se desdobraria em 30 para me acompanhar, que ficaria comigo 16 horas no hospital, esperando eu ser atendida. Novamente me questionei: o que fiz para merecer alguém que me acompanhe assim? Por que será que ela vai me acompanhar? Mereço tudo isso?

Aprendi muito sobre merecimento.

Questionava-me como eu iria retribuir tudo que ela estava fazendo por mim. E ela sempre me dizia que estar comigo era um presente, que ela sentia prazer em me acompanhar.

Comecei a refletir sobre o quanto eu precisava aprender a receber o amor de graça, sem interesse. Entendi que todo aquele movimento era a materialização do amor genuíno, do amor gratuito, e o quanto eu precisava beber daquilo para sentir que sim, merecia ser amada. Eu estava acostumada a viver de migalhas e quando alguém me ofereceu um pão inteiro eu achava demais para mim.

Pode parecer exagero, mas não me sentia amada e, depois do câncer, passei a perceber o quanto as pessoas me amam de verdade.

A amizade e o amor da Déa me alimentaram e me traziam sempre para realidade. Passávamos horas juntas, pelas longas jornadas de espera no hospital. Ela, com seu humor ácido, fazia-me rir de tudo. Fazíamos piadas com tudo que acontecia. Os momentos de espera ficavam amenos quando estávamos juntas.

Antes do resultado da biópsia ela me dizia: "Mi seja lá o que for, você não está sozinha". Como prometido, ela me acompanhou em tudo que foi possível. Em poucos momentos ela não pôde estar presente, mas só não estava presencialmente, pois seguia conectada comigo no celular, perguntando, lembrando-me de coisas importantes que eu vivia esquecendo.

Às vezes, os médicos são um tanto grosseiros na tratativa com os pacientes. Houve uma ocasião em que o médico pediu para que tirasse a blusa e logo veio ele e mais outros, por ser hospital-escola, a torcida do Flamengo, olhar os meus peitos. No final, ela olhou para mim e disse: "Nossa, nem pegou na sua mão antes. Nem falou 'Oi!', já chegou pedindo para tirar a roupa! Que horror!". Caímos na risada.

O mais engraçado era que, muitas vezes, ela falava essas coisas com cara séria. A gente ria tanto que quando iam me examinar duvidavam se realmente estava mal, como eu dizia estar.

Um dia, ela disse para a médica da emergência: "Olha, Dr.ª, a Milena tem essa cara com aspecto bom, que não parece que está mal, com esse sorrisão no rosto, mas conheço essa menina. Se ela sai de casa para vir para o hospital pode ter certeza de que ela está muito pior do que se possa imaginar". Ela até me sugeriu fazer uma cara mais feia, pois raramente aparentava estar mal por estar sempre sorridente. Mas nós sabíamos que as coisas estavam críticas. Realmente, só ia para o hospital quando estava no limite máximo de dor e mal-estar, que era bastante.

Ela sabia da minha angústia em estar em ambiente hospitalar e as coisas precisavam ficar muito feias para sair de casa rumo ao HC. Só ia quando muito preocupada que algo mais sério poderia estar acontecendo.

Costumava andar apoiada nos braços dela, pois, na maioria das vezes, estava debilitada com os efeitos colaterais do tratamento; pela neuropatia que tive passei um tempo sem conseguir caminhar direito e depois da cirurgia também precisei de ajuda. Então, em uma dessas ocasiões, estávamos no mercado juntas e me apoiei nela. Duas mulheres que estavam perto trocaram olhares, como que dizendo: "Affff! Que horror! Duas moças tão bonitas, lésbicas!".

Sabemos bem nossa escolha sexual. Inclusive, ela é casada com um homem. Mas a Déa olhou para mim, pegou no meu braço e me disse: "Vem minha marida!". E rimos. Ela sempre brincava que era minha "marida", porque muita gente olhava para gente como se fôssemos um casal lésbico. Nós sempre ríamos disso. Eu dizia: "Eles não sabem o que dizem! Eu, com câncer, e as pessoas julgando minha escolha sexual, que, por sinal, sempre foi hétero". De qualquer forma, o que as pessoas têm a ver com isso?

Passávamos horas a fio esperando e eu aprendendo com ela e com cada situação, tirando o que de melhor tudo aquilo poderia nos mostrar. E, sempre que possível, muitas risadas.

Com ela aprendi a ser protagonista do meu tratamento e que deveria estar sempre atenta ao que iriam fazer comigo. Aprendi a questionar e ser ativa, e que não precisava dizer amém a tudo que me queriam empurrar goela abaixo. Às vezes, ela discordava de alguns pensamentos e decisões que eu queria tomar e de como eu queria conduzir algumas coisas, mas sempre me apoiou em tudo e as coisas aconteciam de acordo com minhas escolhas. Aprendi com ela, ainda, a questionar qual medicamento estavam colocando no meu acesso.

Eu era uma pessoa que pagava para não entrar em discordância, sempre querendo pacificação, principalmente com os médicos. Mas após o câncer aprendi que continuar assim poderia custar muito caro, talvez a minha vida.

Déa foi tão importante que não consigo mensurar o valor disso, nem limitar em palavras. Simplesmente, contemplo tudo que já vivenciamos juntas.

Música: *Jota Quest – Daqui só se leva o amor*
https://youtu.be/-fF5imtuMQk

Descobrindo o amor em meio à dor

Depois de anos de terapia e vários livros lidos descobri algo surpreendente.

Tinha a ideia de que minha mãe não me amava pela forma como me negligenciou, principalmente na minha infância.

Um dia, estive numa vivência, na qual falamos do livro *As 5 linguagens do amor*. Esse livro diz que cada um de nós tem um tipo de linguagem e a transmitimos em nossas relações afetivas. Também diz respeito ao como nos sentimos amados, transmitimos o amor e gostaríamos que fosse transmitido a nós.

Por desconhecermos nossa linguagem e a linguagem das pessoas com quem nos relacionamos, muitas vezes nos sentimos pouco amados ou negligenciados. Outras vezes somos mal interpretados por não termos oferecido o que o outro gostaria, da maneira que ele gostaria.

O livro traz as cinco linguagens do amor como sendo: Palavras de Afirmação, Qualidade de Tempo, Receber Presentes, Atitudes de Serviço e Toque Físico.

Entendi que minha linguagem é diferente da linguagem da minha mãe. De modo ilustrativo, é como se ela falasse em português e me oferecesse o amor nesse idioma, e eu falasse russo e queria receber o amor

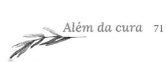

em russo. Então, ela me dizia: "Eu te dou esse amor", "Eu te amo", em português. E eu dizia: "Minha mãe não me ama", "Ela me deixou", pois queria ouvir que ela me amava em russo, já que não entendia português.

Consegui compreender que a linguagem da minha mãe é a linguagem das atitudes de serviço. Ela transmite o amor trabalhando. Sempre trabalhou muito para que não falte nada e possa nos ajudar caso precisemos. Esse foi o modo que ela encontrou para dizer que nos ama.

Enquanto estava olhando para o modo que gostaria de receber o amor dela e não para a forma como ela conseguia oferecer, eu julgava pensando que faltava amor. Por fim, dei-me conta de que sim, sempre houve muito amor, da forma dela de amar.

Enquanto esperamos o amor do outro na nossa linguagem vamos sempre pensar que o que recebemos é pouco, insuficiente, inadequado. Quando passamos a olhar além das lentes com que estamos acostumados, enxergamos o que realmente é. Então, podemos fazer uma escolha em aceitar o amor que nos foi dado, embora seja numa linguagem diferente da nossa, ou continuar acreditando que não recebemos o amor por não ser do nosso jeito.

O teste para identificar nossas linguagens foi libertador. Foi maravilhoso saber que minha mãe sempre me amou a maneira dela, na linguagem dela, mas amou.

Sou grata pela vida que recebi da minha mãe. Minha preciosa vida. Eternamente grata.

Música: *Snow Patrol – Chasing cars*
https://youtu.be/GemKqzILV4w

Primeira consulta na cancerologia

Era a primeira vez que ouvia falar dessa especialidade médica. Ao segurar um papel que estava escrito que seria atendida na cancerologia, a ficha começou a querer cair. Passei a refletir sobre minha vida, como fui parar ali, naquela especialidade, com uma doença grave. E como poderia reverter a situação.

Entrei em desespero, pois, na verdade, não sabemos o que fazer em situações assim. Não temos resposta de nada, nem certeza alguma. A única certeza é a de que temos câncer e de que a vida pode acabar em pouco tempo.

Faço tratamento no Hospital das Clínicas em Curitiba, que é custeado pelo SUS, um hospital-escola ótimo. Porém, é tudo muito demorado, os atendimentos, as longas esperas naqueles corredores. Já li vários livros e escrevi inúmeros textos nessas esperas. Uma boa parte deste livro foi escrita nesses momentos.

Em uma ocasião, aguardei cerca de quatro horas para ser atendida. A consulta durou uns três minutos e o médico disse que iria me encaminhar para o oncologista. Alguns dias depois veio a consulta.

Primeira consulta na oncologia, 11 de setembro, data simbólica, longa espera novamente, quase cinco horas dessa vez. Minha mãe estava comigo. Já era fim do dia, fomos as últimas a sair do ambulatório. Quando finalmente fui chamada, veio um jovem médico residente, simpático, atencioso, gentil e bonito, o Dr. Pablo. A consulta foi significativamente importante, principalmente por ter sido com ele.

Além de excelente profissional, que sabia nos explicar tudo nos mínimos detalhes, tinha empatia. Foi ele quem me explicou que faria quimioterapia e que essa seria a primeira fase do meu tratamento, e que isso precisava acontecer o quanto antes, pois o câncer poderia se espalhar.

Meu prognóstico nos mostrou que existiam chances reais disso acontecer, pois o câncer já havia também se instalado nos linfonodos da axila e crescia de modo acelerado. Esso é um sinal evidente de que o câncer está querendo ir para outros lugares do corpo. Fiquei em choque. Embora já soubesse que iria ouvir algumas dessas coisas, para muitas delas não estava preparada. Quem estaria?

Ao explicar sobre a quimioterapia, ele reduziu o tom de voz quando foi me contar que os meus cabelos cairiam logo após a primeira sessão, que levava em média 15 dias, um pouco menos, um pouco mais. Parecia humano, diferente da maioria dos médicos, já que tinha sensibilidade para dar essa notícia para uma jovem de modo menos ruim possível.

Ficou evidente que ele tinha empatia e que eu não era apenas mais uma paciente que estava com câncer e que perderia os cabelos. Ele podia ter me dito como se tudo isso fosse normal, afinal de contas, ele vê isso todos os dias. Mesmo me dando uma das piores notícias que eu já recebi na vida, ele soube me dar essa notícia com empatia.

Ele deixou o prontuário "marcando touca" e eu, mais do que esperta, fotografei uma das páginas, pois queria saber o nome do que eu tinha. Apenas ouvir que eu tinha câncer não era o suficiente para mim. Eu queria detalhes, nomes, saber o que era do ponto de vista técnico. No fundo, fiquei receosa de perguntar e ele ser grosseiro. Além disso, nem sabia como perguntar... Que tipo de câncer eu tenho? Mal saíam as palavras. Acabei anotando algumas perguntas para não esquecer, pois sabia que tinha grande chance de isso acontecer.

Ao me ver fotografando, tivemos o seguinte diálogo:

— Não pode fotografar o prontuário! Se meu chefe ver vai ficar bravo comigo! - E fez uma cara de quem diz: "Te peguei no flagra!".

Fiz cara de inocente, dizendo que não sabia e pedi desculpas.

Ele colocou a mão na boca e disse:

— Segredinho nosso! - A gente riu.

— Não fiz nada! - eu disse.

— Não vi nada! - ele replicou.

Ao final da consulta, ele disse: "Quando vier fazer a primeira quimio peça para me chamar que quero te ver. Avise as enfermeiras e elas me chamam". Perguntei a ele se caso eu tivesse dúvida ou algo do tipo para onde eu poderia ligar. Ele me passou o número do hospital.

Então eu falei: "Mas Dr., se todas as vezes que eu precisar tirar dúvida tiver que ligar aqui, vou ligar o dia todo". Nós rimos de novo e ele respondeu: "Pode me ligar. Anota meu número". E me passou seu número de celular.

Ao sair da sala senti que tinha um aliado com quem poderia contar e pensei: encontrei um médico anjo. Assim passei a me referir a ele.

Esse contato foi essencial. No tratamento, várias vezes precisei pedir socorro a ele - pedir ajuda, informações, tirar dúvidas, avisar de algum sintoma não esperado. Ele tem sido um verdadeiro anjo que apareceu para facilitar o processo e encurtar muitos caminhos.

Com certeza, meu tratamento tem sido mais ameno por poder contar com ele. Ao longo desse período nos tornamos amigos, uma relação que vai além da relação médico-paciente, com parceria e cumplicidade, o que facilita muito minha vida oncológica.

Sei que ele não vai julgar meus medos e não vai me obrigar a fazer nada que eu não concorde. Respeito muito o que ele me informa e sempre pondero. Confio nele, mas sempre me sinto autônoma e protagonista para decidir. Diferente de outras circunstâncias em que me senti pressionada a tomar decisões porque a ciência e a medicina dizem que tem que ser feito de determinado.

Admiro a humildade com que ele me explica as coisas. Sou uma paciente exigente, quero saber qual a porcentagem de gente que se cura tomando tal remédio. Ele me traz estudos, pesquisas e informação para sanar todas minhas dúvidas da melhor forma possível. Sinto que tenho liberdade para perguntar sem que ele pense que duvido da conduta médica.

Ele me entende, respeita-me e sabe que minha reação não é pessoal. Simplesmente sou assim. Às vezes tenho medo e desconfiança de que uma decisão é a melhor a ser tomada. E eu quero sempre o que é o melhor para mim, afinal de contas, trata-se da minha vida. E ele me apoia nesse meu modo de ser.

Música: Robbie Williams – Angel
https://youtu.be/MVP4U_Gn7Ic

Primeira sessão de quimioterapia

Chegou a primeira sessão de quimioterapia. Era 24 de setembro. Estava muito preocupada em como meu corpo reagiria. Tinha medo de morrer pelas quimios.

Conheci muita gente que morreu durante o tratamento oncológico. Tinha sensação de que estava indo para o abate. Não queria passar por aquilo. Sentia como se estivesse matando meu corpo com um veneno.

Antes da primeira sessão uma enfermeira veio explicar muitas coisas: alimentação, como iam ser as sessões, a folha de frequência, caso tivesse reações para onde correr, caso tivesse febre o que fazer, não podia tirar as cutículas, nem tomar sol etc.

Enquanto ela falava sobre tudo isso, ela dizia: "Porque pessoas normais podem fazer essas coisas, vocês não". Ao final, a Déa e eu nos olhamos e a gente comentou sobre eu não ser uma pessoa "normal". A gente riu muito e aquilo passou a ser uma piada entre nós. Virava e mexia ela dizia: "Você que não é normal, Mi. Você não vai fazer tal coisa porque pessoas normais fazem, você não". Rimos muito disso!

Depois dessa aula sobre não ser normal e não poder fazer várias coisas, fui para o início do que, efetivamente, caracterizar-me-ia uma paciente oncológica. E até chegar a esse ponto já havia tido muitas crises existenciais sobre quimioterapia, tratamentos alternativos, alimentação, queda de cabelos, efeitos colaterais, remoção da mama.

Pedi à enfermeira chamar o Dr. Pablo. Ela achou estranho e me disse que não precisava da presença do médico. Expliquei que foi ele que me pedira para chamá-lo. Ela e outra enfermeira se olharam e uma disse à outra: "Para quê chamar o médico?". Ela seguiu dizendo que não precisava.

Percebi que não chamariam e que haviam achado estranho o meu pedido. Por fim, escrevi uma mensagem dizendo que estava lá e ele foi me ver. Ele esteve presente em várias sessões e me socorreu em diversos momentos. Saber que alguém humano estava cuidando de mim me trazia muita tranquilidade.

E a Déa estava presente para segurar minha mão nesse momento memorável. Além dela tive uma rede de apoio incrível, que me ofereceu um suporte imensurável. Inclusive, apoio com meu filho e muitas outras coisas.

Logo que tive o diagnóstico, uma amiga ficou indignada e brigou com Deus por Ele ter feito isso comigo. Disse a ela: "Deus não dá um fardo maior do que o que a gente consegue carregar. Ele tem os propósitos d'Ele. Se tenho que passar por isso, vou passar. Não se aborreça com Deus!".

Ao perceber tudo que estava vivendo, o diagnóstico, o início do tratamento e a certeza que precisaria enfrentar tudo, parei, fiz uma retrospectiva e refleti sobre o "para quê?", e não o porquê de aquilo estar acontecendo. Para quê será que Deus me colocou nessa situação?

Ter o diagnóstico de uma doença grave nos dá a possibilidade de rever algumas ações. Deu-me a chance de retomar meu barco para outro caminho.

Passar pelo processo de quase morte me trouxe a lucidez de viver minha vida agora. Valorizar o sol, a chuva, o silêncio, a respiração do meu filho, meus cabelos, minhas pernas, braços, coração, veias, articulações. Viver no modo presente! Já parou para pensar que o tempo presente tem esse nome porque, realmente, é um presente, uma dádiva?

Música: *Jason Mraz – Love someone*
https://youtu.be/J74Y6kDDTkM

Contando para meu filho de cinco anos que ficaria careca

A forma ideal não sei, mas vou lhes contar como foi com a gente.

Então, um dia, você descobre um câncer. E precisa contar isso à sua família.

No dia da biópsia me dei conta de que precisava contar à minha família. Um dia após, decidi contar a história desde o começo até chegar à biópsia.

Nesse meio tempo, eu pensava: como vou falar sobre isso com meu filho de apenas 5 anos? Pesquisei no Google e encontrei algumas sugestões. Quando já tinha o resultado confirmado contei uma história para ele. Disse que estava com um dodói e que iria precisar tomar um remédio muito forte para sarar esse dodói. Expliquei que o remédio iria fazer meu cabelo cair, pois tinha que ser um remédio muito forte para "matar" o "bichinho" que tinha me deixado dodói. Disse que o cabelo e os pelos são as partes mais sensíveis do corpo, por isso caem.

Quando começou a cair, mostrei a ele os fios no chão e disse: "Filho, meu cabelo já está caindo. Lembra que a mamãe te falou que ia cair? Então, logo vou estar careca". Ele percebeu os muitos fios pelo chão.

No dia seguinte não falei nada com ele sobre isso. Fui até a ONG Atitude na Cabeça e voltei careca, de lenço. Quando nos encontramos disse a ele: "Mamãe está carecaaaa!".

Ele quis ver. Tirei o lenço e rimos. Ele não conseguiu chegar perto de mim, parecia que estava com um pouco de medo. A impressão que tenho é que ainda estava digerindo tudo e tentando associar a mãe dele àquela pessoa careca que ele estava vendo. Parecia não me reconhecer, exceto pelas roupas e pela minha voz.

Nessa noite dormimos juntos. No dia seguinte, quando ele acordou ao meu lado e olhou para mim, assustou-se, jogando-se da cama. E disse: "O que aconteceu com você? Você está careca! Por quê? O que aconteceu?". Ele esfregava os olhinhos para ver se não estava sonhando, tentando desembaçar os olhos. Conversei com ele: "Lembra que a mamãe ficou careca? Ontem você me já viu assim. Lembra que contei que ia cair meu cabelo? Aconteceu. Agora estou sem cabelo, filho. É a mamãe!".

Doeu na alma ver no rostinho dele a imagem de pavor, susto e questionamentos infinitos. Imaginei que ele se perguntava: quem é essa? Onde estou? Como vim parar aqui? Cadê minha mãe? Depois disso ficou um mês sem conseguir chegar perto de mim ou vir no meu colo. Ele me olhava, mas não conseguia se aproximar. Entendi e soube respeitar o tempo dele.

Os amigos da escola perguntavam para mim e para ele por que estava sem cabelos e queriam passar a mão na minha careca. Com o passar do tempo ele foi se acostumando. Algumas crianças, muito espontaneamente, perguntavam-me: "Você tem câncer?". Outras diziam: "Minha mãe disse que você tem câncer".

Um dia, uma criança perguntou na frente da mãe sobre o câncer. A mãe queria abri um buraco no chão e se jogar dentro. As pessoas ficam constrangidas com a situação, mais do que eu. Nesses casos, eu respondia educadamente que sim, era câncer.

Outra vez, a mãe de duas alunas me parou em uma festa da escola para me agradecer. Ela explicou que havia acabado de descobrir que estava com câncer de mama também e que tinha me usado de exemplo para explicar para as filhas como seria o tratamento dela e que ficaria careca, como eu. Ela se sentia muito grata por saber que alguém tão perto estava passando por algo como ela e, assim, sentia que tinha um caminho para iniciar essa conversa com as filhas.

Efetivamente, durante o tratamento, não tive coragem de contar tudo que significa estar com câncer ao Henrique, como o risco de morte e assuntos mais desafiantes. Imaginei que isso implicaria ter que explicar muito mais coisas que não sabia se era necessário.

Música: *Pink Floyd – Wish you were here*
https://youtu.be/IXdNnw99-Ic

Filho, agradeço todos os dias por ser comigo e não com você

Receber a notícia de que estava com câncer foi bem pesado. Foi um momento sombrio, cheio de incertezas, angústias e medo.

Mas quando recebi o resultado da biópsia, o primeiro pensamento que me veio foi: graças a Deus que não é com Henrique! A cada intercorrência, idas ao hospital, quimio, pulsão e internamento, olhava para o céu e agradecia que não era com você, filho. Passaria por tudo novamente se isso fosse necessário para te poupar de ter que enfrentar isso.

No fundo, isso não diz nada além do meu egoísmo de que querer você o máximo de tempo comigo e do grande medo que nós, mães, temos de ver nossos filhos sofrerem. Obviamente, também sobre o meu amor por você. Mas, com certeza, ver você passar pelo que passei iria me destruir.

Você era muito pequeno quando tudo aconteceu. Teve que digerir tudo aquilo de uma forma tão estranha. Talvez, não se lembre totalmente de tudo que aconteceu. Tivemos que ficar longe por vários períodos. Houve momentos em que eu chorava de dor e saudade ao mesmo tempo. Dá para imaginar? Chorava por me sentir impotente diante da doença, por me sentir incapaz de cuidar de você, por não acreditar que tomamos um remédio que não permite que a gente saia da cama nem para

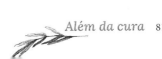

Além da cura 81

se alimentar, quanto mais para cuidar de uma criança cheia de energia. Chorava de medo de ter que me despedir de você sem ter vivido o que eu gostaria ao seu lado.

Saiba, filho, que foi um período em que queria ter passado mais tempo com você, queria ter te abraçado mais. Às vezes, você vinha me abraçar e precisava te pedir para tomar muito cuidado porque meu corpo todo doía e não eu suportava ser abraçada.

Senti muito pela minha ausência, por ter que te deixar em vários momentos com terceiros para que eu pudesse cuidar de mim e porque eu não conseguia cuidar de você. Sofria de pensar em você me ver sofrer, como aconteceu em vários momentos.

Mas sabe o que me segura mais tempo na Terra? Pensar no seu sorriso, no seu bom humor, na sua sensibilidade, inteligência e sabedoria. Ah, filho, como você foi importante para que eu pensasse no futuro e além do tratamento. Pensasse na linha de chegada, depois de atravessar todo o tratamento. Você foi o combustível que me ajudou a ver que a cura não era só física, mas também emocional.

Música: *Kodaline – Spend it with you*
https://youtu.be/1BiGQnCq5Io

A tomada de consciência

  Agosto de 2018. Certo dia, fui buscar meu filho na casa do pai para levá-lo à escola. Ainda não tinha a confirmação do diagnóstico, apenas a desconfiança e os exames que estava realizando. Mas meu corpo e alma sabiam.

  Então, "do nada", em meio a uma fala e outra fui tomada por uma emoção muito grande e não consegui me conter. Meu coração disparou e as lágrimas começaram a pular dos meus olhos sem que eu conseguisse segurar. Não consegui conter as emoções também. Meu corpo foi tomado por um tremor e uma sensação de medo imensa. Meu corpo vibrava e parecia que o cérebro não coordenava com o que eu queria fazer. Nesse instante, parecia que poderia morrer a qualquer momento.

  Sentindo isso, acabei me abaixando no nível daquele pequeno serzinho e, aos prantos, segurei suas duas mãozinhas com as minhas mãos e disse a ele: "Filho, independentemente de qualquer coisa, qualquer coisa que aconteça, te amo muito!". Ele, com os olhos marejados, tomado por forte emoção e com seus olhos fixos nos meus, foi engolindo seco.

  Também emocionado, mas contendo o que estaria ali dentro, ele me disse: "Por que você está falando isso, mãe?". "Filho, só estou te falando isso porque te amo e quero que você saiba que sempre vou te amar. Independentemente de qualquer coisa, por toda sua vida, para sempre,

Além da cura   83

te amo! Precisava te falar isso hoje, agora! A gente nem sempre sabe se vamos ter outras oportunidades para falar. Nunca podemos deixar de falar eu te amo".

Ele ficou me olhando com olhar assustado. O pai e eu percebemos que mesmo apenas com seus 5 anos, ele havia entendido. A alma dele foi capaz de captar o que a minha estava dizendo. O olhar dele parecia de um adulto, com tanta compreensão e sabedoria que não consigo transmitir em palavras. Mas era muito claro que ele se segurou para não chorar comigo.

Não sabia como te informar que você poderia perder a mamãe e nunca consegui te dizer isso. Não sabia como lidar com essa possibilidade. Não sabia te explicar que tinha uma doença que poderia me levar à morte. Você nunca perdeu ninguém. Como te dizer que a primeira pessoa que você poderia perder seria a mamãe?

De qualquer forma, Deus nos deu o presente de ficarmos mais um tempo juntos. E eu agradeço e valorizo cada momento. Tem valido a pena cada segundo a mais ao seu lado. Você é o melhor presente que já ganhei na vida.

Esse é o tipo de coisa que ninguém ensina, mas que precisamos aprender a lidar além de tudo que um diagnóstico de câncer significa.

Nunca tive coragem de contar para ele o que significava ter câncer. Só consegui explicar sobre alguns procedimentos pelos quais fui passando ao longo do tratamento, como queda de cabelos e cirurgia (mastectomia). Mas não sabia se existia um jeito de contar para uma criança que a mãe poderia morrer. Achei que se dissesse isso a ele estaria me entregando à morte. Então eu falava apenas o que era inevitável falar.

Música: Jason Mraz – 93 Million Miles
https://youtu.be/bcQwIxRcaYs

Mãe, sinto muito por ter que te dar a notícia mais triste da sua vida

Mãe, não tenho ideia de como isso foi para você. Quando decidi te contar sobre a suspeita, ainda sob os efeitos das dores da biópsia, já sabia que as próximas notícias não seriam as que a gente gostaria de receber.

Pude sentir na sua voz o desespero e a angústia. Pude perceber o quanto essas coisas são difíceis de lidar. Sei que você não quis chorar na minha frente e chorou em segredo. Também sei que acordava todas as madrugadas para orar por mim.

Várias vezes senti sua voz embargada ao final da ligação e depois a mana me contava sobre seu desespero. Você passou noites em claro e dias de trabalho debaixo de lágrimas. De qualquer forma, sempre preferi que tenha sido comigo. Realmente, tomei esse lugar e não queria trocar com você, nem com ninguém que amo.

Minha mãe, como foi difícil te contar que eu poderia morrer. Como foi desafiante ter que te falar por telefone que o resultado da biópsia tinha sido positivo e que eu estava com câncer. O chão se abriu e eu não sabia onde era o fim. Só queria ter lhe dado uma notícia melhor do que essa, mas, infelizmente, não foi possível.

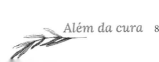

Hoje, quando olho para trás, vejo que o câncer me aproximou mais de você e me fez enxergar o amor incondicional que você tem por mim. Ele trouxe a nossa reconciliação, pela qual esperei a vida toda, e me fez te conhecer de uma forma que até então não conhecia. Ele me fez sentir ser merecedora do seu amor. E, para mim, isso não tem preço.

Se posso dizer que houve coisas boas com tudo isso, a nossa relação restaurada foi uma delas. Não é fácil contar para uma mãe que a filha dela pode morrer de câncer. Ainda mais por telefone, a uma distância de quase 600 km.

Embora sempre tenha sido otimista, quando a gente recebe um diagnóstico desse ou damos essa notícia a alguém, a sombra da morte passa pela nossa porta e vivemos esse medo constantemente. Passamos a viver um dia após o outro, aguardando cada notícia, cada resultado de exame, cada hemograma, ressonância, cintilografia, na esperança de que, pelo menos, o câncer não tenha avançado. Quando diminui, então, é motivo de comemoração.

E quando se escuta: "Não é nada", "É só um mioma", "É só um desgaste no osso, não é câncer", o choro é de alegria!

Obrigada, mãe, pelo que fez e faz por mim.

Música: *Dádiva – Ana Vilela*
https://youtu.be/USXsEtGet1A

Mana, a distância dói

Mana, sinto tanto por tudo que precisamos passar até hoje. Sinto pela minha distância e doença. Não queria estar assim e nem ter que ter te dado essa notícia. Sei que quando te contei sobre a biópsia e você me pediu para ser otimista e me falou palavras de ânimo, no fundo, você já sabia qual seria o resultado, e que assim que desligou o telefone, você se desesperou, quase enlouqueceu. Queria fazer as malas e correr para perto de mim. Pude sentir o desespero na sua voz. Quero que saiba que o meu desespero também era gigante. Estava perdida e desorientada, mas precisava contar para você.

Sabemos que nossa jornada até aqui não tem sido fácil. Também sabemos o tamanho dos desafios que já enfrentamos para chegarmos vivas até aqui. E agora, mais essa! Um câncer! Puta merda! Isso é uma merda! É inacreditável! Mas, ao mesmo tempo, é uma superoportunidade para eu aprender um bocado de coisas que, talvez, 100 anos não me trariam. Então, o jeito é fazer do limão uma limonada.

Mana, sempre que penso no seu bom humor e alegria genuínos me sinto animada e com fé de que tudo sempre pode dar certo e melhorar. Você me traz esperanças e fé, que chegam a ser inabaláveis, e sei que estou aqui por você e você por mim. Quando uma se sente fraca ou cai, a outra a ajuda a se levantar. E, assim, seguimos sempre, uma em sintonia com a outra.

Ah! Falando em sintonia, como é incrível nossa capacidade de nos conectarmos uma a outra sem nenhuma tecnologia moderna. Utilizamos apenas nosso disco rígido mais antigo, o cérebro, e nossa alma se conecta uma a outra. Mana, quero dizer que a minha vida é muito mais feliz por ter você nela e que sempre que puder estar perto de você eu não quero perder a chance. Com você aprendo que a vida pode ser mais leve, menos dura, mais engraçada. Se todo mundo pudesse conviver com você não existiria uma única pessoa depressiva no mundo. Você me ensina que podemos crescer todos os dias e que estamos em eterna construção.

Com você, sou mais feliz!

Amo você até depois do fim, eternamente.

Sua mana, Mi.

Música: *Yann Tiersen – Amelie - La Noyée*
https://youtu.be/Qf5z-JHnSoU

Fazendo do limão uma limonada

Recentemente, fui diagnosticada com câncer. Desde o início estava resistente à medicina convencional. Para mim não foi muito simples aceitar que teria que me render à indústria farmacêutica. Isso sempre foi um problema para mim. Sou aquele tipo de pessoa que não tem caixa de remédios em casa, não tomo nem analgésico para dor de cabeça, tenho um arsenal de ervas e conheço muitas delas.

Quando passei a desconfiar que pudesse estar com uma doença grave fui conversar com uma amiga que eu confio muito, por saber que ela passou pela mesma situação que eu, que percorreu o caminho das pedras e que se utilizou da medicina alternativa para ajudar no seu tratamento.

Ela me falou sobre a dieta Gérson, a alimentação viva, e eliminar o consumo de farinha branca e açúcar, conhecidos como "alimentos proibidos". Cá entre nós, tudo que adoro ingerir: pães, bolos, tortas e carboidratos no geral; um biscoitinho doce, geleias, um chocolatinho, mesmo que sempre consumindo moderadamente. Ela também me ensinou a fazer o suco que a dieta Gérson menciona e comecei a seguir.

Durante um mês consumi apenas o suco. Essa dieta orienta a consumir 13 sucos por dia — de hora em hora — a ideia é estar nutrido com as vitaminas e minerais do suco sem sobrecarregar no processamento dos alimentos, é como se através da ingestão do suco o caminho fica mais

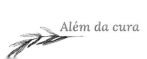

curto para nutrição ideal. Já que o corpo está delibilitado e precisando poupar energia. É feito de cenoura, maçã e folhas verde-escuras, deve ser preparado em uma centrífuga de alimentos. Adquiri uma e iniciei a dieta.

Nesse meio tempo sentia muita fome. No vídeo da dieta compreendi o porquê de consumir apenas líquidos: para que nosso organismo não precise trabalhar demandando energia para processar os alimentos. O suco de cenoura com maçã tem uma propriedade anticâncer. Juntas, maçã e a cenoura formam uma reação química e isso contribui na diminuição de células cancerígenas.

A ideia da dieta é parar de alimentar o câncer e dar uma enxurrada de vitaminas e nutrientes para o corpo doente. Os alimentos "proibidos" que mencionei, embora a medicina convencional diga que não existe comprovação científica de que "alimentem" o câncer, em tantos outros lugares já se comprovou que sim. O Brasil não reconhece, mas não é por isso que vou deixar de estudar, aprender e me informar. Sabendo disso, decidi estudar mais e me empenhar para ter maiores possibilidades de cura. Li alguns livros e pesquisas sobre o assunto e conversei com minha amiga sobre minha fome, que me orientou a consumir alguns alimentos sólidos.

É óbvio que não consegui tirar todos os carboidratos. Eu já era vegetariana e isso contribuiu para que conseguisse excluir alguns alimentos com mais facilidade, mas para uma pessoa que consome carne, a dieta pede para que seja imediatamente cessado seu consumo, pois também é um alimento que as células cancerígenas gostam.

Só que mesmo sendo orientada por ela, sentia-me insegura quanto ao meu organismo, o que consumir e evitar. Então fui a um médico que sei que já teve várias pacientes que passaram pelo câncer e hoje estão bem, inclusive minha amiga. O Dr. Mauro Carbonar me ajudou com a minha fome, orientou-me quanto ao que deveria consumir e evitar e me pediu para tomar água morna em jejum todos os dias, o que não me agradou muito, mas fiz sem reclamar.

Ele também me pediu para retirar da minha alimentação os enlatados e "envidrados" (ou seja, industrializados e gorduras), como palmito, azeitona e óleos, não consumir tomate, rúcula, agrião, coco, castanhas, leite e seus derivados, entre outros alimentos. A explicação é não deixar o sangue ácido e nem sobrecarregar o organismo no processamento de gorduras. Alguns desses alimentos deixam o sangue ácido, tornando-se um meio propício para as células cancerígenas, pois estas se multiplicam mais rápido nessa circunstância.

Minha comida passou a ser apenas com sal, nada de temperos. Embora já tivesse uma alimentação equilibrada e saudável, precisei retirar muitas coisas que gostava. Também deveria consumir todos os dias, um copo de suco de uva feito na hora. 200 ml de suco de uva (uvas escuras, com casca e semente, batido no liquidificador). As uvas escuras possuem os flavonoides, que combatem os radicais livres, além de possuírem uma propriedade que ajuda no combate ao câncer.

Numa das consultas, decidi perguntar ao Dr. Mauro algumas das razões das restrições. Questionei por que não devia comer agrião e rúcula, queijos, leites, gorduras etc. Ele me disse que alimentos picantes abrem poros e isso não é bom para quem está "dodói" (como diz ele); os ácidos e as gorduras sobrecarregam o fígado, o que é péssimo, já que a quimioterapia acaba com nosso fígado. No tratamento já estamos com muito remédio sendo processado e alguns alimentos sobrecarregam ainda mais o organismo.

Os condimentos devem ser retirados porque contêm ácido cítrico, um veneno. Se já estamos doentes, ficamos ainda mais. A ideia é nos desinflamarmos. Segundo ele, as células cancerígenas gostam quando estamos inflamados, pois é o meio ambiente que elas mais apreciam. A ideia é "enfraquecer" as células mediante uma alimentação mais alcalina.

Fiz uma escolha entre continuar alimentando o câncer ou não, entre saborear um pão com manteiga ou não. Não significa que seja fácil e simples, nem que seja para todos. Cada um sabe de si. Também não significa que, às vezes, não escape dessa dieta extrema e coma um pão com manteiga ou um pedaço de pizza. Como disse o Dr. Mauro: "Mas não pode avacalhar!"(risos).

Aprendi com uma grande mestra, Olinda Guedes, que doença grave pede uma grande conversão. Talvez essa não seja a maior conversão deste meu veículo que é o meu precioso corpo, mas acredito que uma porção de conversões podem gerar uma grande conversão. Decidi fazer tudo que estivesse ao meu alcance e que soubesse de técnicas e ferramentas que me ajudassem a me curar. Como aprendi com ela também: faça o necessário!

Quando fui até o Dr. Mauro ainda não havia iniciado as quimioterapias. Então questionei:

— Dr., a quimio mata?

— Mata! Mata se o seu corpo já estiver fraco, se ele estiver com combustível para as células cancerígenas.

— Sempre pensei que a quimio matasse. Não quero perder um seio, quero ter mais filhos, quero ficar viva!". E a resposta dele foi bem simples, mas não simplista:

— O seio é uma pele. Você retira e ok! Se alguém tiver que te amar vai te amar com seio ou sem ele. Agora, o importante é você ficar viva para cuidar do filho que você já tem. Faça tudo que você tiver que fazer! Se tiver que fazer cirurgia, quimio, radio, a dieta... O que tiver que fazer, porque não sabemos o que vai dar certo. Pode ser que nada disso funcione e, mesmo assim, o dodói te mate. Mas tenho certeza de que você vai ficar bem. Tenho muitas pacientes que estão bem hoje.

Minha agonia era tão grande de pensar em fazer quimio que adiei uma semana a primeira sessão para que pudesse olhar para tudo isso com mais amor. Queria ter certeza de que eu precisaria mesmo. Sabe, não é a certeza da medicina, mas a certeza dentro do meu coração.

Fui até minha terapeuta, fizemos uma constelação, e os movimentos vividos lá me abriram caminhos e coração à compreensão. Tomei consciência de que naquele momento precisava da medicina, de que ela estava ao meu lado, como um suporte importante. Então, fui para casa tendo certeza de que esse seria um bom caminho. Não um caminho fácil, mas um bom caminho!

O que tenho relatado é a minha experiência. Não significa que todos que passam pela mesma situação devam fazer como eu fiz. O que consigo assegurar é que tenho tido resultados incríveis, tenho conhecido técnicas e pessoas incríveis.

Um dos relatos milagrosos que tenho é que há uns oito anos perdi meu olfato e paladar, raramente sentia cheiros e gostos. Logo após a primeira quimioterapia meu olfato e paladar voltaram! Isso me ajudou a ter um pouco mais de apetite e não perder ainda mais peso, além de proporcionar me alimentar do que meu corpo precisa. A vida passou a ter outro sabor para mim. Não é incrível como há males que vêm para o bem?

Música: *John Mayer – Say*
https://youtu.be/pKsuowggd90

Amizade verdadeira

Nossa amizade, minha e da Déa, iniciou-se de uma forma tão estranha...

Muitas pessoas se aproximam da gente por interesse. Interesse no nosso dinheiro, posição social, destaque. Mas ela se aproximou por interesse em mim. Na minha história. Pela minha vida.

Muitas pessoas se aproximam pelo que podemos oferecer a elas, para se aproveitarem de condições favoráveis. A Déa se aproximou de mim no momento em que muitos se afastaram. No momento mais desafiante já enfrentado por mim.

Com o diagnóstico vem uma porção de coisas que ninguém nos conta. Percebemos quem vai ficar no barco até o fim, seja com a cura da doença ou a morte, e que não somos os únicos a sentir dificuldade em lidar com tudo que um câncer exige.

Aprendi que algumas pessoas simplesmente se afastam por não saberem o que dizer e nem como fazê-lo. Tem gente que acha que vai nos incomodar se ficar perguntando. Uns assumiram para mim que não tinham estrutura emocional para lidar com a minha doença. Admiro muito essa sinceridade! Teve gente que brigou com Deus dizendo que era injusto isso acontecer justo comigo.

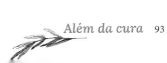

Mas sabe o que a gente quer? Ser notada. A gente quer sentir que tem pessoas torcendo por nós, querendo nosso bem, orando, intercedendo. Durante o tratamento senti que as pessoas me amavam pelo que era e não pelo que eu poderia lhes oferecer-lhes. Para mim, esse é o amor genuíno, real, palpável!

A sensação de que era amada, surgiu com a aproximação da Déa. Em poucos segundos ela passou de conhecida a alguém que se importava realmente comigo sem nem me conhecer direito. Passou de conhecida a amiga. Amiga que só descobri com a descoberta do câncer. Ah, sim... Quantas descobertas!

Ela sempre diz que se fizermos uma festa, um monte de gente vai. Quando estamos celebrando vem um monte de gente. Mas chame alguém para te acompanhar ao hospital. Quando estamos precisando de ajuda não aprece ninguém.

Graças a Deus a encontrei, e outras pessoas que me prestaram diversas assistências.

Música: Hanson – MMMBop
https://youtu.be/UwCBkzOw-HM

Mudança de comportamento das pessoas quando temos câncer

Escuto muitas mulheres contando que seus companheiros se afastaram, não conversam mais com elas ou estão chateados pela falta de libido. Outros simplesmente vão embora – 70% dos homens abandonam suas mulheres após o diagnóstico de câncer. Há os casos em que a família olha com pena. Alguns amigos próximos se afastam, sequer perguntam como estão. No meu caso, confirmei que isso é algo corriqueiro, embora não devesse.

Não estamos acostumados a falar de morte e da possibilidade real de isso acontecer, mas o câncer nos traz essa consciência de que a vida pode acabar a qualquer momento. Para falar a verdade, para nós, pacientes, já é uma montanha-russa. Imagine para quem convive com a gente?

A gente não quer tocar em assuntos como esses porque é dolorido. É difícil imaginar morrer e deixar um filho de 5 anos. Nossos amigos, familiares e pessoas mais próximas também sentem dificuldade de assimilar isso.

Esse é o tipo de assunto que não se fala na mesa no café da manhã, nem no happy hour com os amigos. Assunto difícil a gente não fala em qualquer lugar ou em qualquer ocasião. Ainda é um tabu falar de morte

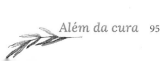

e sua real possibilidade. É um tema quase proibido. Não sabemos lidar com notícias difíceis, não aprendemos a falar dessas coisas.

Comigo também aconteceu isso. Pessoas que eram muito próximas se afastaram drasticamente. Algumas se reaproximaram quando já estava no fim do tratamento. Outras vieram falar comigo um ano após passar o furacão. E teve gente que se tornou melhor amiga durante o tratamento.

No começo me chateei. Depois me dei conta de que se fosse com alguém que amo também não sei como iria lidar com a situação. Não guardei mágoa dessas pessoas. Sei que é difícil falar de algo tão estranho. Para mim também era.

Em certa ocasião, logo após o diagnóstico, estava conversando com uma pessoa via Messenger. Falávamos sobre outras coisas e, de repente, no meio da conversa, disse que estava com câncer. A pessoa visualizou a mensagem, passou uns minutos, então respondeu que daria tudo certo e nunca mais falou comigo. Era uma pessoa que conhecia há alguns anos, não era uma estranha. Percebi que minha maneira de comunicar a notícia foi péssima.

Nós, pacientes, também ficamos sensíveis e devemos ser respeitados. É um momento desafiante para todos! Mas posso assegurar que cada vez que recebia uma mensagem de encorajamento me sentia mais feliz e motivada. Sempre me emociono com as mensagens lindas que recebo, pois sei que tem gente torcendo por mim.

Para mim, fez toda diferença receber esse carinho de muitas pessoas. Significava que as pessoas não estavam ignorando minha situação e queriam me ver bem. Penso que isso nos dá uma motivação a mais para enfrentar um diagnóstico tão complexo. Embora tenha tido compreensão com aqueles que reagiram de maneira negativa, deixo a dica de que, às vezes, precisamos, sim, de uma mensagem de encorajamento e força.

O câncer me trouxe à consciência um filtro incrível de deixar coisas e pessoas em seus devidos lugares. Deu-me capacidade para avaliar quem merece ou não ficar na minha vida, quem merece ou não estar perto de mim. Sem arrogância, com muito respeito. Se eu não me amar nesse nível, quem vai? O câncer me ensinou a fazer aquilo que tenho vontade, porque, talvez, possa não realizar.

Fiz uma lista de coisas que queria fazer antes de morrer. Sério! Vou lhes contar que tem coisas da lista que ainda não realizei. Acho que foi por isso que não morri ainda! (risos). Brincadeiras a parte, a ideia de escrever essa lista veio porque uns anos antes do câncer assisti ao filme *The bucket list* (*Antes de partir*). Vi esse filme no momento da minha formação em terapia. Durante o curso havia escrito alguns desejos, mas sem imaginar que eu realmente precisaria pensar nisso tão logo.

Com o diagnóstico percebi que não era drama, mas uma necessidade real de fazermos coisas que queremos enquanto temos um corpo físico, enquanto a vida pulsa. A possibilidade de deixar boas memórias e lembranças permanentes não tem preço. Então, Déa e eu, começamos a pensar em coisas que queria e podia realizar.

Sentia vontade de ir a um lago para jogar pedras, pois sentia raiva, vontade de gritar e não conseguia. Então, enfiei na cabeça que queria jogar pedras num lago para extravasar. Certo dia, colhi uma série de pedras, passei para pegar a Déa e lá fomos nós jogar pedras no lago. Quando as pedras eram maiores eu dizia algo que doía bastante na alma. Jogava com gosto, xingava, ria, sentia raiva.

Jogamos pessoas, quimio, cirurgia, cartão de crédito, ex-namorado, imunidade baixa, médicos grosseiros, entre tantas coisas. Eram muitos itens para afundar no lago! Saímos do lago com a alma lavada! Ela também aproveitou para jogar pedras e, assim, tiramos de dentro de nós algumas angústias.

Compartilhamos com a Dr.ª Manoela, uma médica linda que cuida de mim, sobre nossa peripécia no lago. Ela comentou: "Quando vocês forem de novo me chamem!". Rimos muito, todas juntas.

Outro desejo que coloquei na lista foi o de rir até doer a barriga. Sim, copiei do filme. Esse foi um desejo que a Déa me ajudou a realizar fácil. Mas foi com a Sofia, filha da Déa, que me lembro de ter dado boas gargalhadas de doer até a boca de tanto rir.

Quando a gente descobre que está morrendo nossos desejos finais são muito singelos, porém com grande significado. Nossos pedidos são simples e alguns são fáceis de serem realizados. Ainda quero realizar meus sonhos de andar naquelas motos gigantes, subir no topo de uma montanha para ver tudo lá de cima, brincar na neve, abraçar um filhote de onça, conhecer a Torre Eiffel e tomar café sentada nas calçadas parisiense. Ah, tem muito mais!

Música: *Coldplay – The scientist*
https://youtu.be/RB-RcX5DS5A

Frustrações e desencontros

No quesito dos relacionamentos, apaixonei-me pelas pessoas erradas, ou, talvez, as certas para a minha evolução. Aprendi que tudo está a serviço. Não acredito em acaso. Então, precisei viver o que foi vivido.

Depois da separação tentei viver outras histórias, mas não fui bem-sucedida.

Quando descobri a doença gostava de um cara com quem tive certo envolvimento, mas já fazia tempo que não rolava nada entre a gente. Eu era a trouxa iludida que sempre esperava que um dia fôssemos ficar juntos, namorar. Ele era o cara que assumia não querer nada, mas, quando podia, ficava comigo.

Ele me deixava em vácuos lacunares. Era a típica situação que a menina corre atrás do cara feito boba e ele não responde e, quando responde, é com meias-palavras. Um dia notei que ele me bloqueou, sem mais nem menos, depois de meses sem nos falarmos.

Depois de muito quebrar a cara e ter várias frustrações, decidi ter uma conversa que iria me colocar definitivamente em liberdade daquele sentimento de aprisionamento. Nessa conversa, ele me disse que escolhia não ficar comigo, que decidia assim. Mesmo assim, alimentava uma paixão platônica. Quem nunca? Saí da conversa arrasada, ligeiramente aliviada e com sensação de liberdade. Por mais que não tivesse gostado do que ouvi, tive coragem de resolver algo que estava engasgado e, para mim, mal resolvido. Sou do tipo preto no branco!

    A única que não via que aquilo não daria em nada era eu. De qualquer forma, sempre admirei a sinceridade dele comigo. Ele foi franco ao dizer que não queria nada comigo. Valorizo muito a sinceridade. Por mais que doa para mim, é sempre a melhor opção. E depois dessa conversa não tivemos mais nada mesmo.

    Até então nem tinha câncer. Quando desconfiei da doença quis contar a ele, acabei escrevendo. A sensibilidade dele foi zero e no dia que contei que estava com câncer ele me deu uma dica de tratamento natural, passou o contato de uma amiga que teve câncer e nunca mais falou comigo.

    Antes disso tinha a ilusão de que ele era um cara que tinha bons conselhos, boas palavras para momentos difíceis. Com isso, desconstruí toda essa ideia que havia construído e passei a entender que fazia parte da ilusão toda que havia depositado nele. É claro que esperava uma atitude diferente dele. Poxa, era câncer, não gripe! Nunca mais o procurei.

    Depois do diagnóstico percebi que precisava tirar da minha vida tudo que me fazia mal. Ele foi uma dessas coisas. Passei a entender que precisava me amar mais que a qualquer pessoa. E, por me amar, decidia tirá-lo da minha vida.

Música: A great big world, Christina Aguilera – Say something
https://youtu.be/-2U0Ivkn2Ds

Última opção

Outro, que conheci já na fase de tratamento, com quem achei que poderia ter algo mais sério, era oposto do cara anterior. Ele era muito atencioso e parceiro, presente e atento. Sempre tivemos uma sinergia muito boa. Ríamos das piadas um do outro.

Eu me iludia achando que era sinal de que ele gostava de mim, principalmente por ele saber que eu tinha câncer. Acreditei que se ele me tratava tão bem era porque me aceitava como era. Até com câncer!

Diferente do outro, não me deixava no vácuo. Estava tão acostumada a ficar no vácuo que quando alguém não me deixava, achava estranho. Isso me criou a ilusão de que ele poderia gostar de mim. Mais uma vez, alimentei uma paixão platônica. Nossa relação era uma "amizade colorida". Era muito nítido que tinha algo além de amizade. Até que tivemos uma conversa mais direta, em que falamos do interesse de um pelo outro.

Ele nunca disse nada sobre não me querer, mas os sinais sempre são claros, nós é que não vemos porque queremos acreditar que seremos amados e aceitos mesmo em determinadas circunstâncias. Não precisamos de muita informação para que algumas coisas sejam evidentes, mas quando estamos iludidos pensamos que o outro quer, porém não quer assumir; que o outro tem medo, não quer se envolver. Pensamos em um milhão de possibilidades pelas quais o outro não quer e todas essas justificativas nos levam a um caminho, o de ter esperança mesmo assim.

O resultado disso é certo: o sofrimento é garantido. O outro só não quer. Ele não tem medo e não tem questões mal resolvidas. Ele, simplesmente, não se vê em um relacionamento sólido com você. Apenas isto: não quer. Essa é a verdade que dói, mas liberta!

Quando percebemos que o outro está vivendo sua própria vida e aprendemos a nos valorizar como sendo a pessoa mais importante da nossa vida, todas as outras pessoas passam a ter menos importância, e as que nos desprezam passam a fazer parte do rol das coisas que temos que deixar no passado para seguir em direção ao futuro.

Com essa paixonite aprendi bastante. Aprendi que enquanto não me amasse com todas as minhas cicatrizes, tanto as emocionais quanto as físicas, ninguém haveria de me amar. E que ele não estava comigo não era pelo câncer ou qualquer outra coisa. Ele apenas quis viver a vida dele e fez sua escolha, diferente do que eu gostaria.

Diferente do primeiro, a esse não tive coragem de perguntar nada sobre a gente, mas ele apareceu namorando um mês depois que tivemos um lance. Nunca conversamos sobre o assunto do namoro dele e fiquei com isso engasgado. Diferente do outro, ele não foi capaz de me olhar nos olhos e dizer que não queria ou que estava envolvido com outra pessoa.

Realmente, valorizo a sinceridade. Pelo nível de amizade e intimidade, ele podia ter conversado comigo, mas, por alguma razão que não sei até hoje, não fez. Apesar disso, como já existia muita cumplicidade e amizade (que ficou abalada depois do envolvimento), acima e antes do envolvimento, deixei para lá e passei a ver como amizade apenas, mesmo com dificuldades de lidar com a situação.

Mas percebo que me serve de motivação para querer me conhecer mais e compreender o que em mim atraiu uma relação assim, em que me contentava com migalhas e restos, sendo deixada de lado porque a grama do vizinho é mais verde. Sou fofa, querida, mas não sou a mulher que ele quer do lado. Será, ainda, a sombra da relação que vivi no casamento, em que acontecia a mesma coisa?

Uau! Mais uma descoberta! Muito grata, moço da paixonite! Entendi que estava vibrando na energia do relacionamento que tanto me havia me ferido, que deixou marcas profundas difíceis de serem cicatrizadas.

Por isso atraí você, que fez a mesma coisa e, então, você passou a ter algo mais interessante para saborear, que não sou eu.

Aprendi que quando repetimos a história é porque ainda não curamos aquilo.

Não acredito em acaso. Cada um deles me ensinou muito, foram verdadeiras escolas. Agradeço a cada um deles, pois essas histórias me trouxeram para o ponto em que estou hoje. Com eles, aprendi e evolui. Aprendi que quando não é fluido e natural não é para ser. Torneira, quando a gente aperta demais, espana. Relacionamentos são assim também.

Tenho um jeito de ser, gostos peculiares, manias estranhas, alma livre, leve, sincera, amável, parceira, incentivadora. Então, quem quiser fazer parte da minha vida precisa respeitar isso. Assim como respeito o outro, quero ser respeitada. Tenho buscado não fazer nada que vá contra os meus princípios e a minha natureza livre de ser. Busco reciprocidade, Se não for assim, é melhor estar sozinha.

Cansei de viver de migalhas. Estou numa fase em que não sinto mais necessidade de agradar sempre. Parece que, aos poucos, fui criando uma bolha que tem me protegido de me envolver com as pessoas. Estou na fase em que quero ser só mais uma, que se mistura no meio do povo, curtindo a vida sem ser notada, sem ser a doente, a menina com câncer, tadinha! Vou tratar bem porque tem câncer. Agora, já passo despercebida no meio da multidão. Com meus cabelos encaracolados e sorriso leve, sem a obrigação de ter que sorrir quando não quero, com a sensação de que posso ser e fazer o que quiser até que eu dê meu último suspiro, seja com câncer ou não.

Mas seria muito bom sentir que alguém está comigo por gostar de mim de verdade, sem vírgulas, desculpas ou palavras não ditas. Seria muito bom ter alguém que não se importa em sair de mãos dadas comigo e em me apresentar aos amigos e à família, com orgulho de estar ao meu lado. Hoje, já vivo minha vida sem esperar que isso aconteça. Sou feliz comigo mesma e se for para acontecer, vai precisar ser assim, leve e verdadeiro.

Não quero ser a última opção de alguém. Quero ser a primeira!

Música: *Jason Mraz – I'm yours*
https://youtu.be/EkHTsc9PU2A

Sempre encontramos alguém numa situação pior

É interessante que quando estamos nos tratando de uma doença grave cruzamos com pessoas nos corredores do hospital que estão em situação mais grave e, de alguma forma, isso nos traz uma esperança, como se fosse um grande sinal de que temos chances de ficar bem.

Parece estranho querer comparar as doenças e suas gravidades, mas eu me vi fazendo isso diversas vezes e reparei que não era só eu. Por exemplo, via alguém e pensava: tenho câncer, mas, graças a Deus, não estou numa fila de transplante de medula nem tenho metástases.

Sempre que podíamos, fazíamos amizade para passar as horas que ficaríamos lá tomando quimio. Nesses momentos, eu sempre parava para refletir. Sempre tinha alguém em situação pior do que a minha. Como se ter câncer já não fosse a pior notícia que alguém podia ter...

Acredito que isso seja do ser humano. Sabermos que algo pode ser pior alivia a sensação de que estamos numa enrascada. Parece que precisamos graduar o que pode ser pior ou não. Na minha cabeça, ter leucemia é pior que ter câncer de mama, por demandar transplante.

Certa vez, conheci um moço que tinha leucemia e estava muito feliz por ter encontrado um doador compatível. Fiquei feliz por ele também.

Mas ele me disse: "Ah, sabe, sempre vejo pessoas em situação pior do que a minha. Conheci uma pessoa que o câncer acabou se 'espalhando'". Ele agradecia por ter leucemia e não metástase.

Já eu agradecia por ter câncer de mama e não leucemia. Mal sabia ele que, aos meus olhos, o caso dele me parecia mais grave. Mas ele estava feliz por não ser com ele a metástase. De uma forma ou de outra, buscamos encontrar referências e parâmetros para enfrentar nossos desafios. Até por uma questão de sobrevivência.

Tempos depois, quando tive suspeita de recidiva, pensei: e se eu estiver com metástase? Esse era o pior quadro que minha visão podia vislumbrar. Então, cheguei ao ponto de entender que mesmo com metástase uma pessoa pode viver bem. É nosso cérebro tentando encontrar lógica para algo que não tem muita lógica. É a gente tentando racionalizar um câncer para, no mínimo, atravessarmos o grande deserto.

Encontrei grupos, blogs, páginas de Instagram de pessoas que têm metástase há anos e estão bem, com a doença controlada. Ana Michele é uma jovem que descobriu um câncer de mama aos 28 anos, depois teve metástase e vive há dez anos com isso. Com essa informação rompi muitos mitos que carregava, como o de que metástase é uma sentença de morte.

A verdade é que a sentença de morte só existe quando ela efetivamente acontece. Não se trata de estar com câncer ou com metástase. Aprendi que paciente metastático pode viver bem por muitos anos e que o que mais importa é vivermos bem em qualquer fase do tratamento. Definitivamente, não temos como saber como será o caminho nem a chegada, se com doença ou sem ela.

O tratamento é uma viagem sem destino definido, no escuro. Mas uma coisa é fato: nossa vida é uma viagem com destino certo. Todos nós vamos morrer um dia. Independentemente de qual causa, isso vai acontecer. Um tratamento prolonga nossa vida na Terra e adia o evento final, mas não nos imuniza eternamente. Precisamos viver cada momento de modo pleno, porque a vida é um sopro.

Ser pleno não é ser feliz o tempo todo. É dizer sim a tudo que é, da forma como é. É concordar com a realidade sem querer brigar com ela, é seguir o movimento de inclusão de tudo que a doença e seus sintomas trazem. É por isso que acredito que cada um tem o câncer certo, a vida certa, os pais certos, a família certa para si, pois ninguém pode viver a vida ou a doença de alguém, exceto a sua própria.

Música: *Lewis Capaldi – Forever*
https://youtu.be/oAQ0RK6zl7M

Casamento entre aspas

Num capítulo anterior escrevi casamento entre aspas. Preciso contar o porquê disso. Quando o pai do Henrique e eu namorávamos éramos um casal invejado. Ele, extrovertido, gentil, animado, engraçado, bonito; eu, tímida, inteligente, que gostava de bater papo, sempre tive assunto para qualquer hora e de todos os níveis.

Nosso relacionamento era baseado no diálogo e sempre conversávamos sobre tudo. Havia muita confiança, parceria e conexão. Realmente, combinávamos em tudo. Tivemos uma relação linda até o momento em que comecei a falar em casamento.

Nesse momento tínhamos cinco anos de relacionamento. Ele, que tinha 30 anos na época, ficou apavorado. Eu, nas minhas ilusões, achei que no momento do casamento ele iria se empolgar. A cada saída para pesquisas de lugares e orçamentos, ele me questionava por que estava fazendo isso e alegava não ter grana para pagar uma festa no porte que eu queria.

Eu não abria mão da festa que queria, que não era uma festa milionária, diga-se de passagem. Por outro lado, insistia na ideia, até que me deu a louca, aluguei um vestido de noiva com a proposta de pagar por um ano até a data escolhida. Detalhe, só por mim.

Embora ele concordasse parcialmente, era nítido que ali não tinha vontade real. Quando falei do vestido notei o desespero dele, então veio o meu momento de lucidez: ele não quer se casar comigo.

Como éramos um casal que conversava, expus o que senti e pensei, disse a ele que cancelaria o contrato e que nunca mais falaríamos sobre casamento, pelo menos não partindo de mim, pois já era a terceira vez que eu corria para ver tudo sobre o casamento e desistia.

Liguei no dia seguinte e cancelei o contrato. Expliquei à loja que o "noivo" não queria se casar, que estava muito triste e envergonhada de precisar cancelar, mas não iria me casar com alguém que não queria se casar comigo. A pessoa do outro lado da linha ficou triste comigo e disse que não cobraria nada pelo cancelamento.

Isso quebrou meu coração em pedaços, pois tinha um sonho que ficou despedaçado em meio aos meus questionamentos. Disse a ele que, a partir dali eu iria me dedicar exclusivamente à minha carreira de estudos e esqueceria essa história, e continuamos a relação.

Anos depois aprendi nas constelações: Bert Hellinger diz que quem namora, namora e não se casa, inconscientemente, está dizendo: procuro algo melhor. Realmente, anos depois soube que era isso.

Logo depois disso consegui uma bolsa integral, mudei-me de cidade e nossa relação ficou abalada pela distância e por toda história anterior. Comecei a olhar para os lados percebendo que tinha pessoas interessantes ao me redor. Comecei a gostar de um amigo.

Nosso filho chegou nesse contexto. Ele também se mudou para Curitiba para conseguir acompanhar o fim da gestação, parto, crescimento. Assim, passamos a morar juntos. O sonho dele era ser pai. Obviamente, a relação já estava abalada. Então, chegou o "momento confissão". Ali, tudo fez ainda mais sentido.

Por isso, quando falo em "casamento" é porque, no meu coração, eu nunca me casei. Eu vivi um "casamento" entre aspas mesmo. Um "casamento" de faixada e pela metade.

Um dia, anos antes das confissões, fomos a um casamento e na hora da noiva jogar o buquê, ele caiu na minha mão, mas outra pessoa também pegou, cada uma puxou de um lado e o buquê se dividiu. Eu peguei uma parte e a outra pessoa, a outra parte. Então, peguei um buquê pela metade.

Não sou supersticiosa, mas depois de conhecer a terapia sistêmica passei a entender muitas coisas e ver tudo de modo diferente. O que, em outros tempos, poderia ser nada a ver, passou a me chamar atenção, passei a perceber os detalhes que ninguém percebe. Sabe as letrinhas miúdas?

Quando penso nisso entendo que vivi um casamento pela metade, assim como aquele buquê, com a disputa de mulheres pelo grande prêmio, meu namorado. Um "casamento" dividido, em que precisava dividir e ficar com o que restava dele. Uma relação pela metade, pois ele não estava só comigo, mesmo que tudo era oculto e eu não sabia de modo consciente. Moramos juntos por três anos sem nos tocarmos, por escolha minha. Todos achavam que éramos um casal lindo e feliz.

Até o momento das confissões, não sabia das traições conscientemente, mas minha alma já sabia. Quando ele me contou tudo, explodi e não suportei mais viver de aparência. Decidi que precisávamos cada um seguir seu caminho, mesmo que, para isso, tivesse que pagar um preço: O de cuidar de um filho e de tudo que uma vida demanda, sozinha.

Enfrentar uma "separação" não é simples. Sempre nos cobramos em um nível que foge da normalidade. Sentimo-nos responsáveis 100% pelo que não deu certo na relação. Sentimos culpa por não tentar mais um pouco, pelos filhos terem que viver um pouco distante de seus pais. Por fim, sentimo-nos egoístas e carregamos uma culpa que deveria ser compartilhada, no mínimo, com quem estava na relação com a gente. Sim, cada um é responsável por 50% do que deu certo e do que não deu. Mas até chegarmos a esse ponto já nos martirizamos tanto. Entramos em crises existenciais, depressão, acreditamos ser a pior pessoa do mundo por fazer alguém sofrer, por não darmos outra chance e por tantas outras coisas.

Agora já posso ressignificar essa história e afirmar que não era um casamento, mas uma relação conjugal.

Música: *Andrea Farri, Lara Martelli – A letter*
https://youtu.be/OTscU7A_NkM

O câncer e seu lado bom

O câncer, ao contrário do que muitos pensam, não é ruim. O quê? Existe um lado bom para uma das doenças mais temidas dos últimos tempos?

Há quem diga que não devemos nem dizer: "Estou com câncer". Porém, comigo não foi assim. Acredito que aqueles que dizem isso não estão vivendo a plenitude da vida, seja ela com câncer ou sem ele. Comigo, da mesma forma que com qualquer outro ser humano, foi um choque. Um susto. Um baque!

Acordar e perceber a finitude da vida em sua mais ampla acepção, de forma tão intensa e tão próxima de si, é realmente um susto. Mas assustei e acordei! Acordei para a vida. Acordei para a vida que desejava, para a vida que não tinha antes da doença.

Antes do câncer nunca havia me sentido tão viva como depois que o descobri. Realmente, a possibilidade do fim da vida me colocou em uma posição de admiração plena de tudo que me aconteceu e acontece.

O não controle das minhas dores e de alguns sintomas que são inevitáveis me faz perceber o quão vulnerável eu sou. Mas me sinto mais viva do que muitas pessoas que não têm câncer ou qualquer doença grave diagnosticada. Sinto-me verdadeiramente presente na vida. Hoje, quando

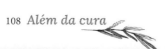

olho pelo retrovisor, percebo a grandeza do que o câncer fez comigo. Ele me fez valorizar cada segundo que posso passar com meu filho e com cada pessoa que amo. Às vezes, a vida nos traz a oportunidade de repensarmos o caminho que estamos trilhando.

Minha rota foi totalmente alterada ao me dar conta do meu estado de saúde. Confesso que estava há um bom tempo pedindo a Deus uma mudança em minha vida. Eis que ela chegou, da maneira mais perfeita para ressignificar tantas coisas, inclusive o mito de que quem tem câncer morre de câncer, que quimioterapia mata e quem tem câncer não está curado.

Ele te dá a possibilidade de uma verdadeira conversão, não no sentido religioso, mas de mudar a direção da vida que estava levando. Ele traz muitos sintomas que são muito ruins, não é bom ficar horas em hospitais, é horrível fazer quimioterapia, é triste ver pessoas morrendo nos hospitais. Há muitas coisas que poderia nomear como sendo ruins relacionadas ao câncer. Mas, para mim, foi a forma mais genuína de me encontrar com minha vida vivida e com meu propósito. Encontrar-me comigo mesma, conectar-me com minha alma. Por isso digo que tem o lado bom do câncer. Independentemente de morrer ou não, a doença exige mudanças.

Aprendi, durante meu tratamento, que morrer de câncer não é fracasso. Quem morre não lutou menos ou desistiu. Não sou melhor do que ninguém que morreu de câncer só porque sobrevivi. Todos nós, absolutamente todos, vamos morrer um dia. Algumas pessoas vão morrer de câncer, outras atropeladas, dormindo, por infarto, insuficiência respiratória.

Muitos dizem que o câncer venceu e o paciente perdeu. Não, ninguém perde para o câncer porque não se trata de uma competição ou disputa para ver quem ganha ou perde.

Deus nos prometeu uma vida tão maravilhosa, abundante e perfeita, que é a vida eterna, então, por que ainda pensamos que a morte é algo ruim? O que não dá para aceitar é um paciente em estado terminal com câncer avançado sofrer. Sentir dor e desconforto, sofrer por seus familiares não aceitarem que não há mais possibilidades de tratamento e insistirem em procedimentos inúteis e que, inclusive, podem trazer ainda mais desconforto para o paciente.

Quando falamos de oncologia, o sofrimento de uma pessoa que está em tratamento pode ser amenizado, seja para os terminais ou para os que estão em tratamento e sentem dor e desconforto causados por ele.

Durante o período em que fazia quimioterapia tive neuropatia, algo comum entre os pacientes oncológicos. A neuropatia afeta os nervos causando, muitas vezes, incapacidades, afetando a parte de motricidade, o que pode inviabilizar os movimentos. No meu caso foi causada pelo medicamento da quimio branca, o taxol. Em mim causava dores articulares insuportáveis. O desconforto é imenso e muitos pacientes morrem nessa fase do tratamento por não suportarem as dores.

Fiquei num estado de imobilidade em que não conseguia mais sustentar a cabeça em cima do pescoço, não conseguia me manter acordada e nem andar, tamanha era a dor que sentia. Fiquei num estado praticamente vegetativo. Minha pele ficou num estado tão grande de sensibilidade que até para tomar banho era difícil. Quando a água caía no corpo doía, doía ao passar sabonete pela pele. É inacreditável!

Abrindo parênteses para explicar essa história de cor das quimios: o protocolo oncológico para câncer de mama é quimioterapia, cirurgia, radioterapia, hormonioterapia, não obrigatoriamente nessa sequência, que pode variar de acordo com o estágio do câncer (o prognóstico). A quimio vermelha é chamada assim porque o remédio (líquido) que será aplicado na veia é vermelho. Normalmente, é ela que faz os cabelos caírem. Usei a doxorubicina. Na branca, o líquido é de coloração clara, transparente e tem esse nome apenas para se contrapor ao vermelho. A branca, no universo oncológico, é considerada mais branda. No meu caso, foi quase a morte. Usei ciclofosfamida e taxol. Fecha parênteses das cores de quimio.

A vermelha, além me tirar os cabelos, deixou-me com uma lesão no coração devido a sua alta cardiotoxicidade. Descobri após perceber dores no peito. Fomos investigar e diagnosticamos uma pequena lesão no miocárdio. Os medicamentos são muitos fortes e podem causar danos irreversíveis. Como a maioria dos médicos diz que é "normal" sentir dor durante o tratamento quimioterápico, muitos pacientes nem sequer contam para seus médicos sobre os efeitos colaterais que sentem e imaginam que precisam suportar a dor, já que é "normal".

Quando informamos na triagem pré-quimio que sentimos dor, recebemos a resposta de que é normal sentir isso. Acontece que não é "normal"! Nenhuma dor é normal. É comum e esperado ter essas reações, mas não é normal. Escutei a Dr.ª Ana Cláudia Quintana dizendo em uma aula que não devemos considerar nada normal, porque aquilo que consideramos normal, tiramos da frente e passamos a não dar mais importância. Em caso de neuropatia severa, o indicado é a troca do medicamento. Caso a troca não aconteça, existe grande chance de o paciente morrer pela dor ou desistir do tratamento. Quando se tem neuropatia é um sinal de que o corpo do paciente rejeitou o medicamento. Mas a maioria dos médicos não informa isso e muitos pacientes sofrem com as terríveis dores e alguns morrem.

No meu caso substituímos o medicamento. Consultei outro médico, fora do hospital que tratava, e ele me informou que se não trocássemos eu não iria suportar e ou eu ia desistir do tratamento ou poderia morrer.

Comecei a tomar docetaxel. Costumo dizer que sou uma paciente fora da curva, porque busco informações e procuro entender ao máximo o que está se passando. Esse meu jeito curioso e questionador de ser me levou a buscar palestras e informações, o que me fez conhecer algumas médicas paliativistas. Consequentemente, fui convidada, pela Úrsula para falar em alguns eventos, em turmas do curso de medicina, sobre o ponto de vista da paciente.

No primeiro evento estava na fase crítica da neuropatia. Era um curso de Cuidados Paliativos. Assisti diversas aulas técnicas sobre o tema. Nessa ocasião, descobri que eu estava muito próxima da morte. Do ponto de vista médico e técnico, tinha muitas características de pacientes em fim de vida. Tanto do ponto de vista da dor quanto do ponto de vista do funcionamento do próprio corpo, estava padecendo pela dor neuropática. Nessa época caí na realidade.

Houve uma fase crítica, pensei que não acordaria no dia seguinte e pedi muito a Deus para que me deixasse ver meu filho crescer. Era a única coisa que queria. Meu corpo realmente estava se desligando e minha coloração estava mudando. Déa e eu tivemos uma conversa séria sobre essa possibilidade.

Ela me perguntou se tinha algo que eu queria dizer ou fazer. Confessei meu medo de não acordar viva no dia seguinte, de adormecer e morrer. Estava desesperada. Falei do meu desejo de ver Henrique crescer e que não queria deixá-lo sem mãe. Ela disse: "Amiga, sabemos que isso pode realmente acontecer, mas não vamos lidar com isso agora!". Rimos.

Nessa noite eu sonhei que a morte vinha me buscar. No sonho, Déa e eu estávamos dentro de um porão escuro. Eu conseguia ouvir a voz dela, mas não podia vê-la. E deu-se o seguinte diálogo:

— Mi, ela chegou, ela veio te buscar – falou a Déa.

— Pode pedir para ela ir embora que não vou! - respondi.
— Mas ela está aqui e está te chamando - disse ela, e eu respondi:
— Mas eu não vou! Pode mandar embora!
Acordei no dia seguinte, Viva! (risos).

Esse sonho me trouxe de volta à vida e à certeza de que havia feito uma escolha de permanecer. Dali para frente mudamos protocolos e fui me recuperando, aos trancos e barrancos.

Música: Keane – *Somewhere only we know*
https://youtu.be/3F8EToq3Rzs

CRM – Comunicação em más notícias – A aula que salvou a minha vida

Um dia, conversando com a Déa, ela comentou que iria a uma aula no CRM, sobre comunicação de notícias difíceis. Como era um tema que já me chamava a atenção, convidei-me para ir também. Para nossa sorte. Não acredito no acaso, sempre penso que tudo tem um propósito.

Nessa ocasião conhecemos a médica paliativista Úrsula Guirro, que ministrou uma aula maravilhosa, talvez, a mais importante da minha vida.

Ao ouvi-la percebi que ainda podia ter esperança de que existem médicos humanos capazes de se sensibilizar com nossa situação. Aquela aula foi um refrigério para meu coração. Parecia que eu acabava de encontrar água no deserto.

Na ocasião, ela disse algo que não saiu nunca mais da minha cabeça: "Você vai entregar um bolo de fezes para um paciente. Como pode fazer isso da melhor forma? É a pior notícia da vida dele. Como fazer isso ser melhor? Você precisa ouvir, importar-se, respeitar, interessar-se".

Nós, pacientes, não queremos piedade de ninguém. Queremos apenas ser tratados com dignidade no momento em que nos sentimos tão vulneráveis. Só queremos ter a certeza de que não teremos nossos efeitos colaterais ignorados e que, realmente, aquele médico se importa com nosso estado de saúde e vai fazer o seu melhor.

Na aula havia poucos alunos presencialmente e outros on-line. Eu já estava com a cabeça bem lisinha, sem cabelo. O auditório em que estávamos era enorme e mesmo que não quiséssemos ser notadas, era difícil.

Ao final, estávamos indo embora, Úrsula veio conversar com a gente, querendo entender quem éramos nós. Contamos a ela sobre mim e meu tratamento da neuropatia. Era nítido que eu era paciente e não aluna e ela ficou curiosa para saber sobre mim.

Trocamos contato e depois disso ela nos convidou para falar em um curso de Cuidados Paliativos, em março de 2019, sob o ponto de vista das pacientes, promovido por ela e outras professoras junto à Universidade Federal do Paraná.

Na época estava no quadro severo da neuropatia, ela estava me pegando para valer, trazendo muito desconforto. Alguns dias antes do curso informei para a Úrsula que não sabia se conseguiria ir devido às minhas dores intensas, mas faria o possível para ir. Déa e eu fomos. No curso tive a oportunidade de assistir diversas aulas e aprendi o suficiente para saber que era uma paciente que precisava da ajuda daquela especialidade. Foi lá que descobri e consegui entender o lado médico de tudo que estava passando e de todas as dores que estava sentindo, e como tratar delas, mas com uma diferença grande entre os estudantes de medicina ali presentes: sentia na pele tudo que escutei.

Consegui entender muitas coisas, inclusive o uso da morfina, sobre o qual sempre tive um preconceito enorme. Tinha a ilusão de que servia para pacientes que estavam morrendo e nada mais se podia fazer, então o medicam com morfina até ele morrer. Também aprendi que a morfina serve para controlar as dores e que um paciente com dores muito agudas não aguenta e vem a óbito.

Por eu ser um ser humano muito racional foi extremamente importante entender o lado técnico para compreender o uso correto da morfina e outros remédios para dor. E recebi as informações necessárias para compreender que a morfina poderia, inclusive, salvar-me da morte, que parecia se anunciar.

Aprendi sobre opioides, um termo até então desconhecido para alguém que não é da área médica. Também descobri que, ao contrário do que imaginava, cuidados paliativos são para pacientes que têm algum tipo de sofrimento, para paciente com alguma doença que ameace a continuidade da vida, como a que eu tinha, e não apenas para pacientes terminais.

Nessa ocasião conheci a Dr.ª Manoela, uma médica incrível, que também palestrou no evento e que, depois desse contato, passou a me atender na especialidade dos cuidados paliativos. Para minha alegria, ela era médica da referida especialidade do Hospital das Clínicas. Então, no evento, ela me fez um encaminhamento em um papelzinho de caderno mesmo, carimbou e pediu para eu entregar ao meu oncologista para ele me encaminhar para os Cuidados Paliativos.

Nossas conversas eram muito mais profundas do que em qualquer outra especialidade. Eu podia ser eu mesma, queixar-me das dores, colocar as cartas na mesa. Sabia que não seria julgada.

O objetivo é manejar minhas dores, inclusive as emocionais. Os cuidados paliativos têm a função de ajudar pacientes e familiares em diversas esferas: física, emocional, familiar, social, espiritual. Foram momentos desafiantes, em que precisei me despir de preconceitos, ideias fixas e opiniões.

Eu era contra tomar remédios, mas foram eles que me ajudaram a sair do estado de 10 para 0 de dor (na escala de dor). Era contra tomar morfina, achava que quando alguém precisava de morfina era porque estava morrendo. Não queria estar morrendo. Muito menos admitir isso. Aprendi que não, que morfina é para quem sente dor. A Dr.ª Manoela me prescreveu e passei a usar para amenizar a minha.

Nesse tempo precisei, inclusive, de alguns resgates extras. Despi-me da ideia de que não queria fazer cirurgia para retirar uma parte do meu corpo. Aprendi que estava em luto pela minha mama mesmo antes de ela ser retirada e que o que estava sentindo era esperado. O câncer traz muitos sustos, muitas coisas inesperadas. Entendi que cuidados paliativos não é para quem está morrendo, mas para quem quer continuar vivendo bem até o fim, fosse do tratamento ou da vida.

Não é sobre morte, mas sobre qualidade de vida.

Entendemos que a possibilidade real e palpável da morte existe com a descoberta de uma doença grave. Depois vamos aprendendo a navegar pelos mares do tratamento com mais discernimento. Nos casos dos pacientes para os quais não se tem mais terapêuticas a oferecer, pois são inúteis porque o quadro não vai se reverter, os cuidados paliativos podem proporcionar conforto. Não precisamos sofrer para morrer. E podemos morrer sem intervenções desnecessárias, sem dor e sofrimento.

Ainda há muito a ser feito pelos pacientes conhecidos como os quais por quem "não se tem mais o que fazer". É possível amenizar sofrimento e desconforto. Para quem está morrendo isso faz toda diferença. É morrer com dignidade.

Na manhã seguinte à noite sombria do sonho com a morte sentia muito desconforto, dor e angústia. Estava num grau de sofrimento que não queria mais sentir. Por mais que tivesse um pedido muito claro para Deus, e de ver meu filho crescer e ficar mais um tempo viva, tinha convicção de que não queria sofrer mais. Então, abriria mão de vê-lo crescer se fosse para não sofrer mais. Passou pela minha cabeça que se ele me visse no estado em que eu estava, até ele pediria para que eu descansasse, pois era muito triste e angustiante. Penso que ninguém merece passar por isso.

Naquela noite de extrema angústia fui franca com a Déa. Disse a ela que eu não aguentava mais sofrer daquele jeito. Sentia dor até para respirar, não podia movimentar pernas, braços, pés. Sentia dor até ao movimentar os dedos. É inacreditável que alguém possa sentir tanta dor.

Outro dia estava dando uma palestra para os alunos do curso de medicina, a convite da Úrsula, e um aluno me perguntou se existia mesmo uma dor que era insuportável. Expliquei a ele que sim e que os médicos, muitas vezes, duvidam que estamos realmente com uma dor que não somos capazes de aguentar.

A partir dessa pergunta inclui na minha fala, nas palestras seguinte, esta frase: "Mesmo que você não acredite que existe uma dor que seja insuportável, não duvide do que o seu paciente diz. Realmente dói, dói muito. Dói de dar angústia". No meu caso, a Dr.ª Mano me receitou uma série de medicamentos (que chamo de combo, brincando): morfina, tramal, gabapentina, amitriptilina e paracetamol. Foi um ano utilizando tudo isso, até que começamos a desmamar. Houve períodos em que precisei tomar tudo ao mesmo tempo, em outros, fomos reduzindo, até a dor zerar.

Tenho certeza de que sem os cuidados paliativos, sem a Dr.ª Mano, a dor neuropática não teria sido revertida.

Música: Casting Crowns – *The well*
https://youtu.be/79e8Te63INM

Estava morrendo e não sabia

Em dezembro de 2018, passava por um processo de quase morte e não sabia. Não é exagero nem drama. É real. O mais bizarro disso tudo é que descobrimos isso sozinhas. Muitas vezes, a evolução de uma neuropatia é tão rápida que não dá tempo de reverter.

O tratamento oncológico me colocou num estado de fragilidade e debilidade tão grande que não conseguia fazer atividades comuns, como tomar banho em pé, beber água (não sentia sede e fome), caminhar e sustentar minha cabeça sobre o pescoço. Meu corpo foi mudando a coloração (estava com as plantas dos pés alaranjadas e o meu corpo amarelado) e, aos poucos, ficava claro que a vida estava deixando meu corpo e a morte se anunciando.

Nesse período, amigas começaram a me visitar e em seus semblantes era visível o espanto. Eu via a preocupação refletida em suas expressões. Sentia-me moribunda, mesmo que ninguém tivesse coragem de me dizer. Eu sabia que meu quadro não era nada bom.

Pela primeira vez, Déa e eu estávamos muito preocupadas e com medo de que eu estivesse mesmo morrendo. Conversamos e chegamos à conclusão de que tinha algo de muito errado acontecendo comigo. Ela sugeriu que fôssemos a outro médico para termos uma segunda opinião. Queríamos ouvir que meu caso tinha solução, queríamos a certeza de que eu não morreria. Consultamos um médico particular por indicação de uma amiga dela.

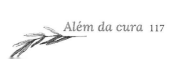

Estudando, descobri que, no fim da vida, os pacientes não necessitam tanto de água, pois os líquidos atrapalham o processo de morte. Além da necessidade grande de dormir todo o tempo e da falta de apetite. Era exatamente como me sentia e meu corpo estava se comportando. É, de fato, estava morrendo!

Embora não quisesse acreditar que isso pudesse estar acontecendo comigo, sentia que era real e próximo. Uma das coisas que, literalmente, trouxe-me de volta para a vida foi ter acesso aos cuidados paliativos. E tudo começou no encontro com a Dr.ª Úrsula, no CRM, e, posteriormente, no curso em que estivemos presentes para palestrar.

Fomos palestrar, no entanto, quem aprendeu muito fomos nós. No evento entendi que eu estava numa curva de fim de vida, por isso é necessário controlar as dores que antecedem esse momento. Também por isso sentia tanta dor e tanta angústia, uma vontade enorme de abandonar o meu corpo. A cada informação que obtinha no curso respirava atenta, dando-me conta do que estava acontecendo comigo: o processo de morte e desligamento do corpo. Assim, conscientizei-me de que a morte estava próxima de chegar para mim.

Sentia muita dor e desconforto. Só quem me viu sabe o que viu! Estava morrendo de dor e não do câncer. De qualquer forma, queria muito viver e lutei bravamente por isso. Mas senti muito medo da morte, questionava-me o que será que aconteceria depois da minha morte. Tinha tantas coisas para fazer!

Depois do curso, a Dr.ª Manoela passou a me atender e fomos conseguindo controlar as dores, recuperando-me aos poucos. O curso fez tanta diferença no meu tratamento que não consigo imaginar como teria sido se não tivesse estado lá.

É agosto de 2020 agora. Com a suspeita de retorno da doença e uma metástase óssea, tenho vivido um processo de compreensão interna incrível. O medo, a insegurança e a incerteza já não existem mais. A minha espiritualidade e conexão com Deus me trouxe plena consciência de que seja lá o que for, sei para onde vou e como estarei após a minha partida deste corpo físico. Sei que não estarei sozinha.

Sinto que a minha missão aqui nesta Terra está sendo cumprida, dure o tempo que durar. O propósito de tocar corações e almas está sendo alcançado. A possibilidade de trazer consciência sobre finitude e de que se deve viver a vida enquanto se tem vida, sem deixar para quando a morte se anuncia, já está sendo cumprida.

Música: *Marc Shaiman – Patch Adams - Main title*
https://youtu.be/MOLFI8Fb_FY

A *paciente que tem voz*

Depois dessa primeira fala no curso em março de 2019, Úrsula me convidou para falar algumas vezes em turmas dela, do curso de Medicina da Universidade Federal do Paraná. Ela dizia que os alunos precisavam ser impactados pela minha fala.

Os alunos que me ouviram, contaram para outros alunos de Medicina de outras universidades e Ligas de Cuidados Paliativos. Então, desde então, sempre sou chamada para dar meu relato de paciente para diversas turmas e também pela IFMSA (Federação Internacional das Associações dos Estudantes de Medicina do Brasil).

Minhas palavras sempre surpreendem os alunos, pois passo tanta verdade, comoção e indignação que quebro um pouco com o que eles estão acostumados, que é não se envolver e nos ver como doenças e prontuários. Eu conto minhas experiências no Hospital, principalmente as que foram ruins devido às condutas dos profissionais que me atenderam. Mostro que sou humana, assim como eles, e que gostaria de ser tratada com respeito.

Úrsula também me disse que não conhece pacientes empoderadas como eu e que isso ajuda os alunos a entenderem quem são os pacientes, nossas angústias e sofrimentos, pois poucos pacientes têm a coragem de dizer o que pensam e sentem. Sinto como se estivesse no filme *Patch*

Adams: o amor é contagioso, em que passo a falar para os médicos o que vem do coração e do meu sentimento em relação às formas de tratamento.

O que sinto é que podemos contagiar uns aos outros com o amor que vem do coração e que traz tanta cura para as almas desesperadas, com câncer ou sem ele. Doença nem sempre é física. Existem médicos mais doentes do que seus pacientes oncológicos. Recentemente, Úrsula me disse que todas às vezes que ela me ouve se torna menos médica e uma pessoa melhor. Não me acho melhor que ninguém. Acho-me capaz de viver a vida sem medida, com respeito a algo que, para mim, é tão sagrado, que é a oportunidade de receber de presente um tempo a mais aqui neste mundo lindo.

Música: *Kansas – Dust in the wind*
https://youtu.be/tH2w6Oxx0kQ

Como foi para mim tudo isso?

Foi um grande impacto emocional, mental e físico. Mas confesso, negligenciei muitas coisas da minha vida, inclusive minha vida, minha saúde, família, amigos.

Antes da doença não era quem queria ser. Não dizia o que queria dizer, não colocava limites onde deveria colocar. Mas o acordar que a vida me trouxe me fez repensar tantos aspectos da minha existência que consegui transformações jamais imaginadas. Senti-me amada como nunca havia imaginado. Senti o amor de graça, já que naquele momento não tinha nada a oferecer. Sabia que quem se aproximava de mim o fazia porque queria apenas estar perto de mim, sem esperar nada.

Antes do câncer tinha um sentimento de rejeição grande, não me sentia merecedora de amor, de carinho e de respeito. Embora tenha tido anos de vivências terapêuticas e me tornado uma terapeuta, ainda lidava com as minhas sombras. Uma delas, a sombra do medo. Medo de amar e ser amada, medo de não ser respeitada, de ser traída, abandonada, abusada. São os resquícios de tantas coisas que já vivi. Quantos medos! Como foi desafiante!

O amor demonstrado por todas as pessoas que me procuravam e ainda me procuram, o respeito e a admiração de tantas pessoas, que fui conquistando ao longo do tratamento. Para mim tem sido uma trajetória de cura. Cura do corpo físico e de alguns tumores, mas, principalmente, a cura da alma.

A vida me trouxe a grande oportunidade de ter uma segunda chance. A chance de ouro, que me colocou em contato com as minhas dores mais profundas. Aprendi que a palavra remissão usada no contexto oncológico pode ser lida da seguinte forma: re-missão, uma nova missão. Uma nova chance. Achei lindo e significativo.

Tenho plena certeza de que estamos em um processo constante de transformação e isso acontecerá até partirmos desse plano. O tratamento foi como se fosse a prova de fogo. E estou amando minha nova missão.

Música: Hillsong – I surrender
https://youtu.be/rEPz9PUohGM

A cirurgia – Acredito em milagres

Meu protocolo inicial era de quatro ciclos de quimio vermelha, com doxorrubicina, e dez ciclos de quimio branca, com taxol e ciclofosfamida. Nos dois primeiros ciclos da branca passei a sentir dores insuportáveis e desenvolvi uma neuropatia severa, o que me levou à troca de medicamento para docetaxel, seguindo com quatro ciclos. Após o último fui indicada para a cirurgia. Foi um período muito difícil, de muita angústia, tristeza e resistência. Para mim, era muito difícil concordar em tirar uma parte do meu corpo.

Era muito duro abrir mão de uma mama. Não por ser mama e eu ser mulher. Isso também era importante, claro, mas significava tirar uma parte preciosa, como se fosse uma perna. Para mim, era a mama que amamentou meu filho por quatro anos e meio e eu me sentia muito feliz ao fazer isso.

Havia passado o tratamento todo na expectativa de que não precisasse de uma cirurgia. Acreditei que iria acontecer um milagre e que iriam me dizer que não precisaria. Mas isso não aconteceu. Pedi a Deus para que me livrasse da cirurgia. Queria uma única resposta de Deus, a de que não faria.

Na véspera da cirurgia passei um dia inteiro meditando e procurando ouvir Deus falar comigo. Converso muito com Ele, que costuma me

Além da cura 123

responder. Nessa ocasião, Ele ficou em silêncio. No dia seguinte acordei sem resposta concreta, mas encorajada a pelo menos ir ao hospital, o que no dia anterior nem era cogitado por mim.

Internei-me e aguardei a Déa chegar. Fiz os procedimentos necessários. Fizemos amizade com as amigas de quarto. Quando foi se aproximando a noite, fui tomada por uma crise de ansiedade. Pedi a Déa para me tirar do quarto. Queria chorar, correr, gritar. Então fomos para o hall no corredor do hospital. Encontramos bancos, sentamos e comecei a chorar. A angústia e o medo tomavam conta de mim. A Déa me acolheu em seus braços e recostei minha cabeça em seu peito, chorando. Enquanto isso, ela fez uma oração para mim. Pediu a Deus para tirar minha angústia.

Quando ela terminou a oração comecei a ouvir uma voz cantando. Tirei a cabeça do peito dela para ouvir melhor. Não conseguia identificar o que era. Parecia aquelas cenas de filme em que parece que estamos alucinando, indo para outra dimensão e estamos vendo ou ouvindo Deus. Como no filme *O todo poderoso*. Parei de chorar para tentar entender o que estava acontecendo. Conforme ia me acalmando, a voz ia se aproximando, e passou a ficar nítida.

Recordo-me apenas de uma frase da música, que dizia: "Deus vai secar suas lágrimas". Arrepiei-me dos pés à cabeça e segui ouvindo. Conforme a voz se aproximava, só pensava: o que é isso? Achei que estava doida de tanto medo.

Enquanto buscava explicação para o que ouvia o choro foi cessando. Até que surgiu uma mulher da limpeza, no fim do corredor, cantarolando, enquanto fazia a seu trabalho. Ela se aproximou de nós e disse: "Você viu o que tem em cima da sua cabeça? Nós duas, assustadas, olhamos para cima e não vimos nada". A mulher continuou: "Tem uma luz branca muito forte em cima da sua cabeça. É Jesus!". Déa e eu nos olhamos.

Então, ela perguntou: "Quem está internado aqui?". Déa e eu respondemos juntas que era eu. Ela começa a contar a história da filha dela, de que ela não queria fazer uma cirurgia na mama e dizia que não faria. No fim das contas, refizeram os exames e a filha dela não precisou de cirurgia. Nessa hora pensei: bingo! A resposta de Deus veio! Não é para eu fazer cirurgia! Posso ir embora! A Déa me contou depois que pensou: orra mulher! Vai estragar tudo! São meses tentando aceitar a cirurgia e agora você vem e estraga tudo!

Ela perguntou: "O que você tem?". Repondi: "Câncer de mama". Ela replicou: "Só isso? É só isso que você tem? Você sabe que para Deus nada é impossível? Sabe, minha filha não fez a cirurgia dela, mas você vai fazer a sua para provar que você não tem mais nada. Você sabe que já está curada. Você está curada! Você crê nisso?". Respondi que sim. E ela continuou, dizendo que quando estivesse naquela sala de cirurgia, "desligada", seria operada por Deus. Não eram os médicos que iriam me operar, mas homens enviados por Ele. Disse, também, que faria jejum por mim na hora da minha cirurgia e que eu me encontraria com Deus na cirurgia.

O interessante disso tudo era que eu sempre usava o termo "desligada" para me referir à cirurgia, e aquela mulher não tinha como saber disso. Percebi que ela falara uma linguagem com a qual eu me identificava e isso não poderia ter sido planejado, exceto por Deus. Eram pedidos específicos, com uma linguagem específica, com a qual falava com Ele. Além disso, ela falou coisas sobre minha vida que ela não tinha como saber, pois não falei quase nada a ela sobre mim. Talvez, umas duas ou três frases.

Ela me perguntou se eu tinha fé. Pediu-me desculpas por dizer tudo isso e que havia uma capela no hospital, onde poderíamos ir para rezar. Disse: "Não sei no que você acredita, mas pode ir lá rezar". E tirando o celular do bolso, completou: "Você nunca vai se esquecer deste horário. Agora são 22h35. Não era para eu estar neste andar agora. Era para eu estar lá embaixo. Foi Deus quem me mandou aqui".

Déa e eu ouvíamos atentas, contemplando o que estava acontecendo ali. A mulher nos disse o que precisávamos ouvir. Perguntamos o nome dela e nos recordamos até dele hoje. Pensamos em procurá-la, mas confesso que ficamos com medo de ela não existir. Desistimos da ideia e ficamos com a sensação de que algo sobrenatural aconteceu.

Quando a mulher saiu, a Déa me olhou e disse: "Orra, Milenaaa! Você é f... No último minuto do segundo tempo conseguiu sua resposta! E eu não iria acreditar nisso tudo que vi e ouvi se não estivesse aqui. Mesmo estando, ainda não acredito. Acho que hoje sou eu que não vou conseguir dormir!". Rimos. Então, ela me perguntou: "Você quer ir à capela?". Respondi: "Não preciso de mais nada depois disso! O que foi isso? O próprio Deus veio em pessoa falar comigo!". Nós duas rimos.

Naquela noite não precisei de calmante para dormir, enquanto as minhas duas amigas de quarto pediram, por estarem muito ansiosas devido à cirurgia. Dormi bem, com sentimento de êxtase, com a visita do Espírito Santo. Como podia ter acontecido aquilo? Por mais que eu tivesse chamado Deus por um dia inteiro (um dia antes), mergulhada na angústia, não esperava que Ele viria assim.

Quando cheguei ao hospital e fui para os procedimentos não havia assinado o termo de consentimento para realização da cirurgia, pois não tinha certeza se ia ter coragem de operar. Dormi sem assinar.

No dia seguinte, o médico responsável pela cirurgia veio até meu quarto, sentou-se ao meu lado e perguntou o que estava acontecendo. Disse: "Do que você tem medo?". Respondi: "Medo de ficar feio, de me arrepender, de morrer". Eu já nem sabia de que tanto tinha medo, pois já havia se tornado pânico.

Ele foi pessoalmente falar comigo porque a essa altura, o centro cirúrgico inteiro e todas as especialidades envolvidas na minha cirurgia já sabiam da minha história, do meu medo, que eu não havia assinado o termo etc. Ele disse que me entendia e que ele sabia o que eu estava passando, pois a mulher dele havia tido melanoma e precisou fazer um corte gigante – me mostrou o tamanho, que ia do pescoço até o umbigo – e que eles também sentiram muito medo. Ele me pediu para confiar nele e que todos dariam o melhor deles. Disse, também, que ele queria me ajudar, mas que eu precisava deixá-los fazer a parte deles, que tinha uma equipe enorme me esperando e que um dos melhores cirurgiões iria fazer minha cirurgia.

Ele não sabia, mas com a visita no dia anterior a resposta de Deus tinha sido tão clara e me trouxera tanta paz que eu não podia duvidar da minha decisão. A conversa com ele foi muito importante para eu me sentir segura e ter a certeza de que minha dor estava sendo vista, pois ele se preocupava a ponto de ir falar comigo. Soube, então, que podia confiar naquela equipe. Disse-lhe para me levar o termo e eu o assinei. Fui para cirurgia. Havia muita gente no corredor. Senti-me naqueles cinco minutos de fama, pois todos estavam ali para me ver.

Dentro do centro cirúrgico também tinha muita gente. Quando acordei da anestesia, minha amiga de quarto me contou que no centro cirúrgico dela estava o maior buchicho, pois todo mundo queria estar na minha cirurgia. Todos queriam saber quem era a Milena e que tinham até deslocado um médico que faria a cirurgia dela para realizar a minha.

Dali a pouco surgiu a Déa, contando que haviam preservado meu mamilo. Nas consultas anteriores havia sido discutido se deixariam ou não o mamilo. De três médicos, apenas um era a favor. Acompanhei toda a discussão de qual procedimento seria adotado.

Os médicos no HC têm a mania de discutir sobre o nosso caso na nossa frente, como se não estivéssemos lá. Inclusive, usam termos que, por vezes, apavoram-nos. De modo frio, discutiram sobre a retirada da mama e do mamilo. Nessa discussão era nítido que um deles era a favor de se preservar o mamilo, e foi exatamente ele quem fez a minha cirurgia.

Muitas vezes, pedimos respostas a Deus, mas não aceitamos quando elas vêm diferente do esperávamos. A gente pede, impondo a Ele que nos conceda certas coisas, mas Deus sabe o que é melhor para nós e pode antever o que não temos capacidade de ver. Quando percebi que não iria me livrar da cirurgia, pedi muito a Ele para que meu mamilo fosse preservado. Em segredo, Ele sabia o quanto isso era importante para mim. Torcia e pedia para ficar pelo menos com o mamilo. Para mim, a cura já era certa, apesar da necessidade da cirurgia. Esta provou minha cura do ponto de vista biológico. Exatamente como aquela mulher falou.

Como posso dizer que não vi Deus com tantos sinais diante dos meus olhos? Do ponto de vista médico/clínico eu só estarei curada após 10 anos se a doença não retornar. Do ponto de vista espiritual, considero-me curada.

Minha alma está curada. Até mesmo enquanto fazia quimioterapia me sentia mais curada que muita gente sem câncer. Um mês depois veio o resultado da biópsia da mama retirada e, realmente, veio zerada. A médica disse duas frases que são mágicas para um paciente oncológico: "Você teve resposta completa ao tratamento" e "O exame veio com margens livres". Significa que ali não havia mais células cancerígenas!

Decidi tomar a cura. Compreendi que não podia esperar 10 anos para comemorar minha cura. Para mim, a cura já está em mim. Não preciso que um laudo diga que estou curada. Milagre não é não precisar de cirurgia. Milagre é ver o milagre em todas as coisas. É ver o milagre no mamilo que ficou, no médico que foi deslocado, na mulher que esteve lá no dia anterior. Milagre é poder tomar a vida com suas vírgulas e cicatrizes.

Múscia: Andrea Farri –
Dobbiamo solo prenderci per mano
https://youtu.be/mKDl4GibFyo

A Vakinha antes da cirurgia

Trabalho como autônoma e a maior parte dos meus rendimentos vem do trabalho de terapeuta e de algumas aulas semestrais, com contrato avulso. Então, não tenho chefe, carteira assinada ou benefícios assistenciais. A Déa teve a ideia de criar uma vaquinha on-line para me ajudar no período em que precisaria ficar sem trabalhar. No início fiquei envergonhada de ter que pedir ajuda, mas me lembrei de algo que aprendi com minha mestra Olinda Guedes. Ela sempre diz: "Fale a verdade e diga o que precisa".

Então, com toda humildade, escrevi um texto explicando a situação. A Déa escreveu outro e colocamos a vakinha no ar. Nas primeiras horas já tinha muitas contribuições. Quando chegou a primeira notificação de contribuição comecei a chorar. Emocionávamo-nos a cada nova contribuição que recebíamos e elas chegavam de todos os cantos, de conhecidos e até de quem nem me conhecia, mas que conheceram minha história por meio de alguém.

Uma amiga fez um jantar beneficente para arrecadar dinheiro para mim. Professores da época da faculdade contribuíram. A cada contribuição pensava: caramba! Será que mereço tudo isso? Recebi inúmeras mensagens dizendo que tinham contribuído pelos mais diversos motivos: fulano me disse que você já o ajudou muito com a terapia e que você está precisando;

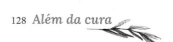

você ajudou meu filho, minha família, minha mãe, minha irmã. Teve gente que trabalhava com minha mãe, ficou sabendo e contribuiu sem nunca ter me visto. Compreendi, então, que havia plantado uma sementinha que havia se tornado uma grande árvore e estava florescendo.

Meus clientes de terapia também contribuíram. Foi um grande mover de Deus e de gente que me ajudou. Cada demonstração de ajuda me emocionava, eu sentia o quanto era amada e que Deus estava cuidando de mim nos mínimos detalhes. Não pelo dinheiro, mas pela ação de cada um pensando em me ajudar. Foi lindo! Incrível!

Quando isso aconteceu, eu senti o poder da união, da rede de apoio, e o quanto havia gente torcendo por mim. Fizeram correntes de oração e muitas pessoas me visitaram. Tive até surpresa de aniversário! Foram muitas coisas lindas, muita demonstração de carinho e amor.

Passei meu aniversário de 30 anos sob os efeitos da primeira quimio. Fazia apenas cinco dias. Mesmo assim, a Déa movimentou a galera para fazer uma festa surpresa para mim. Minha mãe veio do interior para ficar comigo. Recebi muito carinho e muitos mimos.

Música: *Ludimila Ferber – Recebe a cura*
https://youtu.be/1VjlAuWhv4E

Quando recebi a notícia de que não tinha mais câncer

Já tinha passado pelo tratamento quimioterápico e cirurgia, extremamente agressivos. Uma mastectomia radical com retirada de linfonodo. Algum tempo depois da cirurgia, em consulta no dia 13/06/2019, a médica disse: "Saiu o resultado da biópsia. Você teve resposta completa ao tratamento. Não foi identificado mais nada. As margens vieram livres!". Quando recebi essa notícia nem consegui entender direito o que as palavras queriam dizer, porque esperava ouvir a palavra cura.

Mas a medicina diz que estou em remissão. Só estarei curada após 10 anos sem o câncer voltar. Ao sair do hospital me dei conta de que para mim, isso já era cura. Não vou esperar alguém me dizer daqui a 10 anos que estou curada! Sinto-me curada desde que fui tomando consciência de muitas coisas ainda sob os efeitos da quimioterapia. Considero-me curada muito antes da remoção da mama, de uma biópsia, de os médicos dizerem que tive resposta completa. Porque a cura está em mim.

Independentemente de qualquer coisa, sinto-me curada. De todo modo, ouvir que tive resposta completa foi lindo e importante. Saí com a sensação de plenitude e de sentir a vida pulsar. Minha vida acontece aqui e agora, meus caros! E, aqui, agora, não existem mais células tumorais!

Ao entrar no Uber para ir para casa não podia me conter. Disse ao motorista: "Moço, tenho que te contar uma coisa! Que não posso segurar! Estou curada de um câncer e acabei de receber a notícia! Estou curada!". Ele me disse: "Nossa, moça, você precisa sair por aí gritando, pulando, comemorar! Puta merda! P.q.p.! Com o perdão da palavra! Isso é incrível! Eu, se fosse você, estaria gritando no meio da rua! Estou muito feliz por você! Estou até emocionado aqui. Me desculpe...". Ele chorou comigo de alegria. E me disse: "Você não tem noção, moça! Meu pai morreu de câncer! Então eu sei o que significa isso! Meu pai não conseguiu a cura, mas você, sim, e isso é incrível!".

Muitas vezes, fazemos textão para relatar momentos ruins. Mas vivi momentos no meu tratamento que são lindos e que merecem ser compartilhados.

Música: *Vib Gyor – Take cover*
https://youtu.be/3au8OxHiS34

A *dor da ausência* (mastectomia)

Amamentei meu filho por quatro anos e meio, e pretendia amamentar os próximos, caso vier a tê-los. Isso nunca mais será possível, pelo menos não nos dois.

Ouvir a direção de Deus e ter feito o que Ele me orientou não foi fácil, nem simples. Queremos fazer as coisas na força do nosso braço, do nosso jeito. Muitas vezes, esquecemos que nosso braço tem um limite.

Mesmo direcionada por Deus, o procedimento foi bem doloroso, física e emocionalmente. Após a cirurgia fiquei um mês sem conseguir me tocar e me olhar no espelho. Depois de adulta precisei de ajuda da minha mãe e da Déa para tomar banho, o que nos causa certo constrangimento.

De tempos em tempos o filme todo roda pela minha cabeça de novo. Reencontro-me com as cicatrizes da vida real.

Há algum tempo, senti dores nas regiões operadas. Isso acontece com bastante frequência. Ao tocar a região, pouco explorada por mim, apertei com mais coragem para entender o que havia acontecido comigo na cirurgia. Coisa que não havia feito até então. Dei-me conta de que, por trás do expansor (prótese provisória para reconstruir a mama) que está no lugar da mama, existe um buraco imenso. Embora exista uma prótese provisória que imaginariamente (visualmente) produz a sensação de que tenho uma mama, não tenho, ela não existe mais, não está lá.

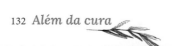

Ao aprofundar os dedos sobre a pele senti o vácuo entre aquilo que acredito e o que realmente existe. E existe um buraco, físico e emocional. Ao tocar naquele buraco pude sentir além da profundidade que ele tinha, senti a agressão de tudo que houve comigo e o tamanho do desafio que enfrentei (não que não soubesse). Dei-me conta do tamanho da marca física e emocional que havia ficado. Um buraco que jamais será ocupado por uma prótese, que ajuda a ludibriar o cérebro, a elevar minha autoestima, a não me sentir feia.

Mas o fato é que tudo isso mexe muito com a nossa cabeça. E engana tão bem que, às vezes, Henrique, meu filho, simula que está mamando. Esses dias fingiu mamar e disse que ia sair leite. Falei para ele que naquela não iria sair leite nunca mais. Por mais que seja dura a notícia, temos o compromisso em casa de sempre falar a verdade.

A informação não pareceu boa para ele — os olhinhos ficaram lacrimejados. Ele me abraçou, ficou compadecido da minha dor porque sentiu minha tristeza ao falar aquilo. Ele tem uma sensibilidade muito grande, percebe quando estou triste. Disse-me: "E a outra?". Eu disse que na outra sim.

Às vezes, ele me abraça e me diz: "Mamãe, não queria que tivessem feito isso com você. Cortaram seu peito!". Sempre digo que foi necessário para que eu vivesse e o importante é que agora está tudo bem e que eu estou viva. Um modo mais simples de explicar, que não diminui em nada o impacto disso tudo. A vida nos traz alguns desafios para que possamos sair ainda mais fortes deles. Por mais que existam marcas físicas e emocionais, isso nos dá muita coragem para enfrentar outras dificuldades.

Procuro aproveitar minha vida ao máximo porque me dei conta de que ela pode acabar antes que eu imagine, sem que eu possa fazer tantas coisas que gostaria. Pedi a Deus para ficar mais um pouco e ver meu filho crescer. Ele foi generoso e me deu um tempo maior. Quanto? Não sei, por isso quero aproveitá-lo.

Vivo plenamente. Quero motivar o maior número de pessoas a fazê-lo também. Talvez eu tenha sobrevivido para encorajar pessoas, para trazer para a vida alguns que estejam praticamente mortos. Há pessoas vivas que estão quase morrendo, mesmo sem terem câncer. Outras têm câncer e estão mais vivas que as que não têm e que, provavelmente, não irão morrer dessa doença.

Música: O Teatro Mágico
– Eu não sei na verdade quem eu sou
https://youtu.be/E68ZpQTUsMs

As subidas e descidas

E entre idas e vindas, fui acompanhar a Déa ao hospital. Ela havia acabado de parir seu terceiro filho, o Caio. Ao pegá-lo nos braços me lembrei de quando o meu bebê nasceu, quase sete anos antes. Caio procurou várias vezes meu seio para mamar e essa cena me fez voltar ao tempo em que amamentava meu filho. Junto a essa lembrança veio outra, a de que nunca mais poderei amamentar em um dos meus seios. Quando fui submetida à mastectomia tinha essa consciência e era uma das razões que me fizeram sofrer e sentir tanta angústia.

Na hora, eu vivi a realidade de não poder mais alimentar um filho, pois do lado direito só existe o vazio agora. O vazio de algo que precisou ser arrancado bruscamente para que outra coisa ainda mais importante prevalecesse: a minha vida! Mas, ainda assim, senti dor ao me lembrar.

Quando penso isso me sinto até egoísta, pois sei que muitas mulheres nunca mais poderão estar com suas famílias porque, infelizmente, morreram devido à mesma doença. Várias delas, eu conheci. E outras tantas não poderão amamentar por não ter restado nenhum dos seios. Pelo menos ainda tenho um deles. E o principal, tenho a vida preservada para cuidar do filho que tenho.

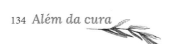

Ao voltar para minha casa chorei mais uma vez pela dor da perda. Notei que ainda restou o vazio e a dor do luto pela perda de uma parte de mim. A falta de algo importante. Revivi a perda. Não por ser uma mama, mas por ser uma parte do meu sagrado corpo e, para mim, todas as partes são importantes. Em especial, a parte que alimentou meu filho.

Música: O Teatro Mágico – Sonho de uma Flauta
https://youtu.be/mH2j56oQefE

Conhecendo meu próprio corpo

A vida me trouxe um presente inigualável: a possibilidade de me conhecer. Considero-me uma pessoa privilegiada por ter tido tantas oportunidades de estudar e ter acesso ao autoconhecimento. Desde que Olinda Guedes entrou em minha vida muitas coisas mudaram. Por meio dela aprendi muito e me considero uma pessoa mais consciente e humana. Com ela aprendi a perdoar, a amar, a ser grata e empática, a sentir a dor dos que sofrem, além de infinitas outras coisas que sou incapaz de nomear.

Ela me apresentou as constelações familiares, ferramentas do Coaching, Programação Neurolinguística, Análise Transacional, hipnoterapia, florais, e me proporcionou uma imersão com uma parteira mexicana sensacional, a Naoli Vinaver. Conhecer Naoli e o parto humanizado me levou a parir em casa, de modo natural, com um grupo de parteiras, que são enfermeiras obstetras, tomada de plena consciência do meu corpo.

No curso de parteria tradicional aprendi sobre o meu corpo, o que me trouxe segurança e conhecimentos necessários para parir tranquilamente, com todo apoio, amor e respeito. O autoconhecimento me preparou para a vida de maneira ímpar. Continuo enfrentando problemas como qualquer ser humano, mas com uma capacidade de resolução e percepção muito maior. Aprendi a concordar com tudo que é e como é quando percebo que estou diante de algo não solucionável.

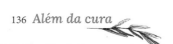

Mergulhar dentro de si mesmo é ter a oportunidade de se conhecer e conhecer o outro. A gente aprende a se respeitar e a respeitar o destino do outro. O autoconhecimento me ajudou a conhecer melhor meu corpo e o que ele está me dizendo. Ajudou-me a identificar um câncer e como lidar com ele.

Se estivesse desconectada do meu corpo não teria percebido que havia algo comigo. Mesmo sendo conhecedora de mim mesma, enfrentei e enfrento desafios, porque eles continuam existindo, mas com um pouco mais de sabedoria e maturidade.

Nos últimos tempos notei alguns sintomas e que alguma coisa de diferente está acontecendo com meu corpo, e que preciso investigar. Percebi porque estou atenta. Ao ir para uma consulta de encaixe com a Dr.ª Manoela, dos Cuidados Paliativos, ela disse que fica muito tranquila em passar meses sem me ver, pois sabe que quando realmente não estou bem, eu a procuro. Ela sabe que não é qualquer sintoma que me faz sair de casa para ir ao HC, que escuto meu corpo e percebo que tem alguma coisa acontecendo. E também me disse que só estou bem hoje porque percebi que meu organismo não estava bem e fui investigar. Isso é ótimo porque, se surge alguma coisa, temos tempo para agir. Essa é a vida real, que tem altos e baixos e que pede que estejamos atentos, conectados.

Nosso corpo fala com a gente, pede pausa, pede cama, pede atenção, pede exercícios, pede Deus, pede carinho. Pede tantas coisas, mas precisamos parar para ouvir. E por me conhecer tão bem tenho sobrevivido.

"Conhece-te a ti mesmo" (Sócrates)

Música: *Jason Mraz – I won't give up*
https://youtu.be/O1-4u9W-bns

Os "*plantões*" na UR e outras *histórias*

Tratar um câncer não é apenas ir lá, tomar uma "quimiozinha" e voltar para casa para esperar a próxima. Entre uma sessão e outra, muitas coisas podem acontecer e, na maioria das vezes, acontece. Simplesmente pelo fato de que os remédios que usamos nas quimios têm a função de acabar com um câncer, com algo que está nos matando. Então nossa imunidade fica destruída, a sensibilidade também. Ficamos sem disposição, frágeis, no físico e no emocional.

No hospital onde faço tratamento temos uma unidade de Urgência para pacientes, a UR (Unidade de Referência). Quando temos algum sintoma importante podemos recorrer a esse atendimento.

Na maioria das vezes em que fui lá e precisei de atendimento, ficava, no mínimo, cinco horas esperando. Muitas vezes, esperei com dores agudas. Certa vez, a Déa e eu esperamos 16 horas na UR para receber os primeiros atendimentos. A médica não entendeu por que ainda não haviam me medicado, solicitado exames etc. Nós também não. Honestamente, acredito que se esqueceram de mim lá. Atenderam outros pacientes e me esqueceram.

Ela veio com um tramal intravenoso. Intervi: "Dr.ª, desculpe, mas tramal eu tenho em casa. Estou há 16 horas esperando aqui". Fui sincera e disse que já estava angustiada por esperar havia tantas horas. Concluí, dizendo: "Agora, só quero ir para casa, mesmo que seja sem medicação". Estava exausta de ficar lá.

Na UR somos acomodados em poltronas, estilo as que tomamos quimioterapia. Foram 16 horas sentada em uma poltrona aguardando para ser medicada. Acabei tomando o tramal, mesmo a contragosto, só para valer a pena as longas horas de espera.

Tramal é um medicamento que, se ministrado muito rápido, pode causar náusea. As gotas caíam em câmera lenta. Depois de 16 horas de espera, tudo parece passar em câmera lenta. Teríamos que ficar ali mais umas duas horas, até todo o medicamento ser aplicado.

Em meio à angústia pela espera, olhei para as gotas e para a Déa, comentei que aquilo ia demorar muito e fiz um pedido: "Amiga, aumenta a velocidade disso". Ela aumentou. Em menos de um minuto veio a náusea e vomitei. Até então, não tinha vomitado no tratamento, nem com quimioterapia. Ela ficou se culpando por eu ter vomitado, porque foi ela quem aumentara a velocidade do medicamento. Eu a absolvi dizendo que ela não tinha culpa, pois eu que havia pedido.

Depois que passava, ríamos das peripécias que aprontávamos e que ali vivenciávamos. Nosso cuidado era sempre ficar de olho se a imunidade havia caído muito após as quimios ou se a doença estaria progredindo. Qualquer alarme que meu corpo dava, eu precisava ir até a UR. Sempre brincávamos dizendo que fazíamos plantão no HC (modo como é chamado o Hospital das Clínicas). Tinha dia que o nosso plantão era na UR. Em outros, nos ambulatórios. Sou paciente de vários ambulatórios. Foi na UR que conseguiram diagnosticar minha neuropatia. E, em outra vez, diagnosticaram uma pneumonia.

O câncer é assim, você vai para tratá-lo e sai com infinitas sequelas, que precisam ser tratadas por outras tantas especialidades.

Houve momentos marcantes para nós. Certa vez, aguardávamos na enfermaria da UR quando um pai chegou acompanhado pelo filho. Como ficamos horas esperando, acabamos conversando com as pessoas que estão por ali. O rapaz era músico, tocava numa banda, e estava relativamente alegre, conversando, rindo com a gente.

Soubemos que o pai dele estava há 15 dias sem fazer cocô. A barriga dele estava muito inchada, visível a olho nu. Depois de longas horas de espera chegou uma médica, que se abaixou ao lado da poltrona dele, que estava ao lado da minha, e, por isso, consegui ouvir tudo que foi dito.

Ela disse: "O senhor fez uma tomografia, né?". Ele contou um pouco da situação e ela falou: "Então, aqui nos seus exames está aparecendo um novo tumor no intestino, fígado, rim..." — para dizer a verdade, nem me lembro de todos os locais ao certo. E concluiu dizendo que ele estava com metástase do câncer anterior.

Déa e eu ficamos num silêncio abismal. Parecia que o tempo havia parado, que tudo havia se silenciado. Nossos olhos ficaram marejados, minha respiração travou, meu coração acelerou. A tristeza tomou conta de nós. O chão se abriu. A nossa sensação era de era eu recebendo aquela notícia, já que estava tão próxima de tudo aquilo. Parecia que tínhamos sido transportadas para o momento do meu diagnóstico. A sensação era tão estranha que mesmo sendo com um "desconhecido", eu me sentia parte de todo contexto, daquele diagnóstico, daquele universo e de todas as sensações que permeavam o que havia sido dito.

O semblante do filho mudou como num passe de mágica. O sorriso deu lugar à expressão de preocupação e medo. Era possível sentir a tristeza deles. Em seguida à notícia, chegou a mulher do paciente, com os olhos inchados. Ela havia chorado antes de entrar na enfermaria. Olhou para nós e explicou que não queria chorar perto dele, não queria demonstrar que estava apavorada. Ela nos contou isso em segredo. Confessou para nós que havia demorado a chegar para chorar e poder se recuperar do choro antes de encontrá-lo.

Aprendemos tanto nessas nossas "horas de plantão". Tivemos muitas vivências significativas, que nos trouxeram muito empoderamento.

Fizemos um verdadeiro estágio no hospital. Conhecemos pessoas importantes, que agilizavam alguns procedimentos, pois alguns deles poderiam demorar de um a três anos para serem feitos. Aprendi a ter mais paciência e esperar. Aprendi que tenho direito de saber o que estão fazendo comigo.

Houve o episódio em que uma enfermeira veio colocar um medicamento no meu acesso. Ao perguntar o que ela estava colocando, ela respondeu: "alguma coisa profeno". Respondi: "Sou alérgica a ibuprofeno e dipirona". Ela olhou a descrição no meu leito, que estava em letras garrafais, colada na parede, e disse: "Ah! Está escrito mesmo aqui".

E se eu não tivesse aprendido a perguntar? E se eu não tivesse o discernimento de que, naquele momento, qualquer conduta malfeita significaria minha vida? E se ela tivesse me dado o medicamento? Todas as horas que passamos ali aprendíamos muito.

Certa vez, tinha um paciente em estado terminal ao meu lado. Ele não falava, não se movimentava. A equipe dos Cuidados Paliativos foi chamada e explicaram para a neta que não havia mais medicamentos que pudessem reverter o quadro e que a partir dali só podiam lhe proporcionar mais conforto. Torci para receber alta antes de ele morrer. Recebi.

Quando fui diagnosticada com neuropatia, a médica da UR fez uma pesquisa importante até descobrir o que estava causando aquelas dores. Reuniu uma equipe enorme em busca das razões das dores e, assim, diagnosticou a neuropatia. Havia tomado apenas dois ciclos da quimio branca e, mesmo assim, ela havia feito um estrago significativo na minha função motora.

Logo que tive o diagnóstico do câncer fui até a central de agendamentos, onde, de praxe, agendam-se exames como tomografia, cintilografia e ressonância. Ao apresentar a papelada, a moça me disse que só tinha vaga para tomografia para dali três meses. Falei: "Moça, não posso esperar três meses. Estou com câncer. Acabei de receber a notícia de que tenho câncer. Um câncer em estágio avançado não tem como esperar tudo isso. Três meses para realizar uma tomografia? Não estou com gripe, é câncer!". Ela me respondeu que a máquina estava quebrada e que tinha sido orientada a agendar só para depois daquela data. Acabei agendando na data que tinha disponível.

Déa, meu anjo, conhecia uma pessoa do administrativo, que costumava resolver os problemas de forma muito rápida. Fomos até lá. Em 20 minutos, a moça conseguiu minha tomografia para a semana seguinte. Milagrosamente, a máquina foi arrumada em 20 minutos – só que não – para que pudéssemos agendar. Ríamos, pois a Déa era bem respeitada no HC por ser paciente de lá também.

Um dia perderam o prontuário dela que, por incrível que pareça, ainda era físico. Ela foi para a consulta e não o localizavam. Resumo da história: ela ficou enlouquecida com o povo de lá e passou a ser conhecida e respeitada.

Por isso, quando precisava de algo, ninguém ousava dizer não, senão era barraco da Déa na certa. Quando chegava a algum lugar, precisava de algo e ela não estava junto, dizia: "Sou amiga da Déa" (palavra mágica) (risos). Vantagens de ser amiga das pessoas que conseguem resolver nossos problemas. Precisei recorrer à conhecida da Déa algumas vezes em que a Déa não estava comigo, e me apresentava como a amiga dela.

Música: *Codplay – In my place*
https://youtu.be/gnIZ7RMuLpU

Posturas médicas

Ao ir para a terceira sessão de quimio branca, foi um dia após passar na UR e ter o diagnóstico de neuropatia. Cheguei ao ambulatório com febre, sem conseguir comer, tomar água e ficar em pé. Precisei de cadeira de rodas para me deslocar pelo hospital.

Uma das oncologistas veio me atender no corredor, pois, normalmente, não há consulta entre as sessões de quimio branca, somente nas vermelhas. Então, ela solta a seguinte frase, em tom exaltado: "Ah, é normal estar assim! Mas olha, se você não estivesse com febre a gente ia pesar a mão na sua quimio, porque você é jovem. Pessoas jovens aguentam mais!".

Entreguei a carta feita pela médica da UR, constando o que havia sido diagnosticado. Ela ignorou totalmente. Nem leu!

Eu mal conseguia abrir os olhos devido à gravidade do meu estado. Obviamente, não consegui nem reagir ao comentário dela. Só consegui xingá-la mentalmente e me questionar o que ela estava fazendo ali, lidando com pessoas doentes.

O que mais que aquela médica queria? Que arrancassem minha cabeça logo de uma vez? Ou me dessem uma injeção letal para morrer logo? Não bastava estar com câncer, fazer quimio, passar mal, estar com uma neuropatia severa, precisava de mais uma torturadinha?

Ao final das quimios vermelhas fui para uma consulta com outro oncologista — no HC, cada vez é um médico diferente que nos atende. Até essa consulta foi assim.

Na consulta, o médico olhou apenas a primeira página do meu prontuário, que tinha muito mais do que uma página. Começou a "vomitar" um discurso de que eu tinha um dos cânceres mais graves, que precisava do teste genético para já tirar minhas duas mamas e meus ovários. Disse: "Porque aí a gente faz uma cirurgia só, já tira tudo". Falou da gravidade do câncer que eu tinha como se fosse morrer na semana seguinte. Também falou que eu tinha muitas chances de ter metástase e que por isso precisávamos arrancar tudo.

Tudo por eu ser jovem. Se sou jovem, que arrancassem tudo para preservar a minha vida. Ninguém, em momento algum, perguntou-me quais eram as minhas vontades e o que eu sentia diante de tanta informação e possibilidades de perda. Nem como eu estava me sentindo diante do diagnóstico de um câncer.

Tinha pavor de cirurgia, mais do que da quimio. Queria ter mais filhos. Não conseguia imaginar nem aceitar a forma agressiva como tudo foi "despejado" em mim. Ao final da consulta, ele olhou a última página do prontuário e percebeu que o tumor já havia diminuído significativamente com as quatro sessões de quimio já feitas, e terminou dizendo que estava tendo uma boa resposta ao tratamento.

Até ali, ninguém havia me tratado de modo tão grosseiro e com tanta insensibilidade. Até então, a notícia de que eu tinha câncer e sua gravidade não haviam sido expostos assim. Ao sair do consultório, a sensação foi a de que havia acabado de receber a notícia de que tinha câncer e que, com muita sorte, eu sobreviveria se eu tirasse tudo. Saí arrasada de lá.

Nessa consulta, a Déa não chegou a tempo de estar comigo. Logo depois que fui atendida ela chegou. Ao me ver, ela percebeu que estava chocada com algo. Contei o que havia acontecido na consulta. Ficamos indignadas juntas e ela conclui dizendo: "Só faltou ele te entregar o cartãozinho da funerária, né?". Rimos e ficamos com raiva ao mesmo tempo.

Ela perguntou se eu queria conversar com a assistente social para ter outra consulta. Queria sair correndo daquele lugar e não quis saber de outra consulta.

Após esse ocorrido, decidi conversar com o médico anjo, da primeira consulta, o Dr. Pablo, e ele me disse: "Isso que dá não ser consultada por mim" (risos). "Vou te contar um segredo. Quando chegar ali na frente e entregar a carteirinha, pede para ser atendida por mim. Assim, você, só eu vou te atender". Dali para frente fiz o que ele me disse e passei a ser atendida apenas por ele.

Quando foi para acontecer a minha cirurgia, na primeira consulta da cirurgia plástica, já estava ali contra minha vontade, pois não queria tirar nada, muito menos pensar no que iríamos colocar no lugar. A médica residente falou um monte de coisas que não assimilei. Era bizarro pensar que estaria "voluntariamente" arrancando minha mama e estava ali para pensar no plano de reconstrução. Ela terminou dizendo que tinha a visita, que eu podia esperar e fora que dali a pouco eles me chamariam. Indicou-me o lugar e eu fiquei aguardando.

Música: Anna Nalick – Breathe – Grey's Anatomy
https://youtu.be/MSx_TFKi4Ek

O dia em que virei material didático do curso de Medicina

Após ser atendida pela equipe de cirurgia plástica, a médica residente que me atendeu me disse que ela tinha "a visita" na sala de auditório e que eu deveria aguardar ali por perto, que eu seria chamada. Até então não havia entendido o que precisava fazer ali, ninguém me explicou o que aconteceria. Pela fala da médica eu entendi que era necessário eu estar lá.

Chamaram-me, entrei no auditório, com cerca de 60 pessoas ou mais, muitos homens. Na frente do auditório, onde acontecem exposições e aulas, tinha um biombo. Pediram para eu tirar minha blusa e o sutiã. Imaginei que iriam me examinar de novo atrás do biombo.

Quando tirei a blusa, veio alguém e me puxou para frente do biombo e eu fiquei sem blusa, diante de todas aquelas pessoas – depois do ocorrido, brinco dizendo que é a torcida do Flamengo. A médica-chefe se aproximou de mim e disse: "Esta é a Milena, C.A. de mama, diagnóstico aos 29 anos" e falou da proposta cirúrgica que eles tinham para mim.

Dispensaram-me, colocaram-me atrás do biombo, pediram para eu me vestir e sair. Saí da sala em choque. Paralisada por dentro, gelada. Simplesmente, sem entender como fui parar lá, diante de um auditório lotado, sem roupa.

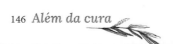

Sei que é um hospital-escola, mas ninguém me avisou que isso iria acontecer. Ninguém me explicou do que se tratava "a visita", muito menos me perguntou se eu aceitaria ficar em frente a tantas pessoas, sem roupa. Meu constrangimento foi tão grande que nem consegui mensurar quantas pessoas tinham naquele auditório. Fiquei cega de vergonha.

Só fiquei imaginando depois, cada vez que passava pelos corredores, que a torcida do Flamengo tinha meus peitos sem meu consentimento! Passava algum jovem médico e eu pensava: será que ele viu? Será que alguém naquela sala viu a Milena, ou todos viram um câncer andando por aquela sala, sem roupa? Provavelmente, ninguém se lembraria do meu rosto porque ninguém me viu. Eles viram um câncer de mama.

Depois de meditar bastante sobre a postura dessa equipe de cirurgia plástica, entendi que a médica-chefe, a professora, perdeu uma grande oportunidade de ensinar medicina humanizada para aquela turma. Ela poderia ter me apresentado, contado minha história, dado-me a palavra e a possibilidade de tornar aquela aula de medicina inesquecível. Eles iriam enxergar a Milena atrás da paciente com C.A. de mama, 29 anos. Iriam ver além de um diagnóstico. Veriam uma pessoa.

Ela perdeu a oportunidade de ensiná-los a considerar a pessoa que estava ali, sendo usada de recurso. Eles só são médicos porque nós, pacientes, estamos ali. Sem paciente não existe medicina. Poderia ter sido apresentada e ter tido a chance de dizer a eles: "Está sendo difícil tirar uma mama. Vocês conseguem ver além da minha doença?". Poderia ter saído de lá reconhecida por ser um instrumento de aprendizado deles, a paciente que é um ser humano antes de ser paciente. A paciente que vem antes do diagnóstico. A medicina só existe porque existo. Sou o instrumento de estudo deles!

Mas, simplesmente, fui ignorada, como se fosse só um câncer ou uma mama que seria arrancada. Tirar uma mama para eles é uma atitude de borracheiro. Tiramos o pneu do carro para consertar e deixamos lá até que conserte. Tiramos a peça que deu problema e resolvemos de modo simples. Aqui faço as minhas recomendações gratuitamente aos hospitais-escola: doutores, não tratem os seus pacientes como material pedagógico.

Sou humana e esse diagnóstico me trouxe muita dor emocional. Se alguém quiser me contratar para falar de medicina humanizada, vai ser uma alegria imensa poder dizer aos quatro ventos que sou humana e que todo ser humano merece respeito.

Sei que essas visitas continuam acontecendo, com toda falta de respeito e humanização. Isso me deixa profundamente triste. Minha vontade é ficar na porta do auditório contando o que acontece para que os pacientes saibam e escolham se querem ou não se expor.

Tenho certeza de que se tivessem me pedido para eu fazer isso, eu não me negaria. Mas o fato é que fui surpreendida. Senti-me desrespeitada. Estamos fragilizados por um diagnóstico, por uma mutilação indesejada. Estamos vivendo lutos e um impacto emocional imenso, não precisamos passar por algo tão constrangedor.

Parece que é a medicina acima de tudo. Acima da minha dor e sofrimento. A imposição da sua ciência acima da minha existência. O meu sofrimento em detrimento das suas pesquisas e artigos. A ideia de impor aquilo que pensam ser o melhor para mim e não o que penso que vai me deixar mais feliz.

Música: Mumford & Sons – After the storm
https://youtu.be/YqUsAHTUPTU

Recidiva – Será?
Descobrindo o propósito

Julho de 2020. Há algumas semanas me deparei com alguns sintomas (até postei um vídeo sobre isso). A persistência deles me fez buscar ajuda. Entre suspeitas e incertezas fui orientada a fazer o teste da Covid-19, que deu negativo. Paralelamente, pedimos uma tomografia, "por excesso de cuidado", segundo a Dr.ª Mano. Outros exames também foram solicitados.

Eis que ao receber o resultado prévio (pois o laudo ainda não era conclusivo), o Dr. Pablo puxou a cadeira, aproximou-se de mim e ficou ao meu lado. Mesmo em tempo de Covid-19, em que nos consultórios ficamos a dois metros de distância, ele ficou bem próximo a mim. Olhou nos meus olhos e me deu a notícia: "É um laudo não conclusivo, mas a tomo mostra uma lesão na cervical e a eco do abdômen mostra um nódulo no útero". Respiro, escuto atenta. Tento processar a informação, mas é difícil.

Ele especifica os detalhes de tudo e diz: "Lembrando que isso pode ser qualquer coisa, inclusive câncer". Vejo no olhar dele, quase com lágrima nos olhos, ao me dar a notícia, a preocupação. Como um amigo pode dar uma notícia dessa a uma amiga? Com o passar do tempo havíamos nos tornado amigos.

Uma nova sensação de bolha tomou conta de mim. Fiquei sem reação, sem saber o que pensar. Paralisei com a informação. Foi uma surpresa tanto para mim quanto para ele.

A palavra câncer ficou ecoando na minha cabeça.

A palavra metástase parecia gritar no meu ouvido.

Ele precisou sair da sala e eu fiquei sozinha, com todos esses ecos. Estava em choque. Durante o tempo em que ele se ausentou, pensei: como assim? Sério?! De novo? O que será que preciso aprender?

Questionei-me: será que tenho pouca fé? Logo tive a resposta: não! É claro que sou uma mulher de fé! Então, por que será que isso está acontecendo comigo de novo? E agora? O que eu devo fazer? Quando se tem câncer de novo fazemos o quê?

Ele retornou e me disse que íamos precisar de novos exames e que iam me virar no avesso. Falamos sobre todos os exames que eu precisaria realizar para identificarmos tudo que estava acontecendo comigo. Perguntei sobre as possibilidades, com uma racionalidade como se estivesse falando de uma terceira pessoa. Perguntei: caso seja câncer, quais são os protocolos para tratamento? Ele me explicou a possibilidade dos dois cânceres e seus respectivos protocolos.

Ao mesmo tempo em que saí de lá com o peso de, talvez, estar carregando novamente um diagnóstico tão desafiante, fiquei reflexiva por não ignorar o que meu corpo me informava. No fim, mantive só o pensamento de que estava grata por me conhecer a ponto de perceber que meu corpo não estava bem. Não era frescura ou exagero o que eu sentia. Estava atenta. E quanto antes tivéssemos um diagnóstico, melhor poderíamos tratar.

Por longos dias não consegui nem chorar e falava sobre o assunto com certo ceticismo. Dei-me conta de que aos poucos me acostumava com o ambiente hospitalar e notei que antes me causava pavor e agonia, mas já não era assim. Sentia que ali, posso aprender e ensinar muito.

Aos poucos fui digerindo tudo e percebendo que seja lá o que fosse, eu nunca estaria sozinha.

Música: *Frejat – Amor pra recomeçar*
https://youtu.be/QObiI3Ur6YQ

(Re)começos

Recentemente — agosto de 2020 — tive uma suspeita de recidiva (retorno do câncer). Isso me fez repensar algumas rotas da minha vida que da primeira vez ainda não havia pensado.

Estava estudando para um concurso que eu almejava há uns 17 anos. Após quatro meses de estudo comecei a sentir muitas dores, indisposição, cansaço extremo. Por isso, fui investigar. Quando fui realizar os exames para saber o que havia comigo, minha produtividade relacionada aos estudos havia caído abruptamente.

Ao ouvir Pablo dizer que poderia estar com câncer novamente, por isso faríamos novos exames para verificar o que estava acontecendo, saí do consultório com uma certeza incontestável: a de que não queria passar os últimos dias da minha vida estudando para um concurso que já não fazia mais sentido para mim. Mesmo que houvesse feito um investimento financeiro e de tempo, altos, preparando-me para o concurso, concordava em deixar de fazer aquilo.

Entendi que, a essa altura, eu já era outra, os meus sonhos tinham. Talvez não tivesse nem tempo para passar na prova e, se isso acontecesse, como seria? Eu iria querer passar os últimos meses da minha vida fazendo o quê? Escolhi passar esses dias fazendo o que amo, sem o peso de ter que manter um sonho para sei lá quem.

Além da cura

Estudar é minha paixão, mas o concurso para magistratura exige muito. Já havia me dedicado tanto, estudando por longos. Deixei de dormir para estudar na época do mestrado. Todo esse sofrimento ficou registrado em mim. Não era com essa memória que eu queria terminar os meus dias.

Pensei sobre isso e descobri meu propósito: falar da minha vivência e experiência com o câncer para as pessoas. Contar sobre vida, morte, câncer, assuntos difíceis, que quase ninguém sai falando por aí. Contar aos pacientes que eles têm direito de falar o que sentem, que eles têm direito de saberem o que está acontecendo. Conversar com as famílias sobre esses assuntos delicados e necessários. Falar para médicos o quanto um paciente sofre e precisa de um olhar especial, além das folhas de um prontuário. Falar para médicos e profissionais da saúde como nós, pacientes, gostaríamos de ser tratados e o quanto ainda podemos humanizar essas relações para benefício de todos.

Entendi que meu bloqueio é o meu propósito. É como se minha alma, finalmente, tivesse compreendido por que Deus me colocou na Terra. O que havia parado a minha vida há dois anos para que eu olhasse para mim estava me fazendo olhar para as pessoas. Entendi que minha missão é tocar vidas e almas.

Quando era criança dizia que queria ser oftalmologista. Um dia postei isso no Facebook e uma amiga comentou: "Sim. E você ajuda as pessoas a enxergarem melhor. Você está realizando sim, o que quis fazer um dia".

Minhas dores sabidamente não têm sido em vão. Com certeza, esses desafios servem para aprender a superá-los e, então, poder ensinar outros a superarem também. Por vivenciar a morte, passei a entendê-la e a falar dela com amor.

Falar sobre a iminência da morte pode parecer duro ou precoce demais. Entretanto, entendo que deixar para falar sobre isso quando alguém que amamos estiver passando por isso ou nós mesmos, é pior. O ideal é falarmos disso quando estamos bem, com saúde.

Conversar sobre nossas vontades e sobre as dos nossos amados para os momentos de doença grave ou morte é algo necessário. Costumo dizer que a ignorância é a mãe do sofrimento. Oséias 4:6 diz: "O meu povo foi destruído por falta de conhecimento".

A verdade sempre liberta! Que possamos conversar sobre o que é difícil, de forma franca, porém, amorosamente.

Música: Ana Vilela – Trem bala
https://youtu.be/sWhy1VcvvgY

Refazendo a rota

A possibilidade de ter novamente uma doença grave me trouxe o pensamento de que preciso todos os meus dias extraordinários.

A vida é curta! Ela passa! Quando vemos, não podemos mais voltar atrás!

Pensar na possibilidade me levou a rever meus propósitos e pensar no que estou fazendo. Se aquilo que estou fazendo me levará para um lugar a que realmente quero ir. Não foi simples desistir do concurso. Não queria admitir para mim mesma que, talvez, o antigo sonho já não fazia mais sentido depois de tudo que havia vivido nos últimos dois anos.

Quando ouvi que poderia estar doente, repensei. Fiz-me a seguinte pergunta: se a partir de amanhã fossem meus últimos dias de vida, gostaria de ficar estudando seis horas por dia para um concurso, ou preferiria correr, agarrar meu filho e fazer uma viagem com a qual sempre sonhei? Concluí: não quero passar os últimos dias da minha vida sentada, estudando para um concurso muito difícil e exigente que, talvez, nem faça mais sentido para mim. Vou morrer sentada numa cadeira estudando? Hoje sou outra, meus projetos e sonhos mudaram, assim como eu mudei. Quero estar com as pessoas que amo, com meu filho. Quero viajar, rodar o mundo! Seja câncer ou não!

O mais incrível é que não estou me sentindo fracassada por deixar um velho sonho de lado. Até a suspeita sentia culpa de pensar em desistir, sentia que não podia parar no meio do caminho. Mas com a nova suspeita passei a vislumbrar a urgência da vida. A urgência da vida vivida, que pulsa e me pede para curtir ao máximo a minha finita vida.

Vou deixar para meu filho as memórias de nós dois nos divertindo juntos nas viagens que faremos. Porque isso ninguém tirará de nós, nem a morte. E sabiamente, há uns dias, "do nada", ele me falou algo, aparentemente sem contexto, mas com a sabedoria que ele tem: "Mãe, por que você não para de fazer o que está fazendo? Por que você tem que ficar estudando para ser juíza? Por que você tem que ser juíza? Pare de estudar!". O coração dele, os nossos pensamentos, estavam em sintonia. Ele expressou o que eu estava sentindo e pensando. É incrível quando podemos perceber esses movimentos sutis e as respostas que a nossa alma pede.

Hoje, acredito e sinto que minha missão é tocar corações e almas. E isso gostaria de fazer até meu último suspiro, independentemente da profissão ou de quem vai estar me ouvindo, se serão juízes, advogados, terapeutas, médicos, pacientes, alunos ou amigos. Para mim, tocar almas significa que, por meio da minha história, pessoas possam se beneficiar. Mas não tenho dúvida de que quem mais se beneficia sou eu.

Estou escrevendo e compartilhando por mim, porque isso é importante para mim. Se alguém vai se nutrir disso é só uma consequência, pois a primeira alma tocada foi a minha.

Música: Yann Tiersen
– *Comptine d'un autre été, l'après-midi*
https://youtu.be/znfYwABeSZ0

Sobre a morte e o viver

Dia cheio de compromissos no hospital.

Minha mãe estava me visitando após nosso segundo susto, a suspeita de recidiva. Ela me acompanhava no hospital. Consigo exames e consultas de encaixe de forma milagrosa. Pessoas/anjos aparecem na história de forma sobrenatural e tudo se encaixa. Como sempre, Deus mexendo os pauzinhos para me beneficiar.

Entrei para fazer o exame sozinha. Com a pandemia, acompanhante não pode entrar. Estava tensa, pois o médico residente que me atendera umas horas antes não havia me dado boas notícias, dizendo que precisaria fazer uma cirurgia para remover nódulos do ovário. Por isso tinham conseguido o encaixe para que eu realizasse logo os exames.

Segui para outro exame, que me confirmaria o que era e qual o procedimento a seguir. O médico que fez meu exame me explicou absolutamente tudo que estava acontecendo comigo. Ele virou o monitor para mim e me deu uma aula sobre o sistema reprodutor e sobre o medicamento que eu tomava. Ele era simpático e rimos juntos.

Ele conversou bastante comigo, tranquilizou-me e me disse que não tinha nada nos meus ovários. Explicou o porquê de aparecer aquela imagem na tomografia e que é comum em pacientes que tomam tamoxifeno, mas que era para ficar tranquila, pois não tinha nada de preocupante. E completou, dizendo: "Pode ter certeza que ficamos muito felizes".

Ao sair da sala, eu disse: "Dr., saio daqui aliviada! Até mais leve!". Ufa! Parece que todos respiravam aliviados, pois havia chegado lá com um encaminhamento escrito em letras garrafais: "Suspeita de recidiva".

Saí do exame e encontrei minha mãe, que estava em preces. A primeira frase que disse foi: "Não é nada!". Nós nos abraçamos bem apertado e demoradamente, bastante emocionadas. Em meio à emoção, ela fez uma oração, agradecendo a Deus.

Que bom, mãe! Dessa vez a notícia era muito boa!

Foi um dia inteiro de HC, das 7h às 18h. Brinquei, dizendo que deveria ganhar para ficar tanto tempo no HC, que estava fazendo plantão. "Vou para lá mais que alguns médicos!". Rimos.

Enquanto aguardávamos para fazer outra tomografia, passou pelo corredor uma maca com um paciente, uma cadeira de rodas com outro paciente, a moça da limpeza, do expurgo, da lavanderia, do refeitório. O barulho das rodas era ensurdecedor. Se estivéssemos inspiradas, até música daria para fazer com tantos sons.

Brinquei com a minha mãe de que ali estava parecendo o centro de Curitiba. Rimos mais uma vez. Observei uma maca vindo numa velocidade grande, guiada por dois profissionais da saúde. Vi que tinha uma pessoa totalmente coberta por um lençol branco. Perguntei a minha mãe se era o que estava pensando e ela, com ar um pouco inocente, como que não querendo ouvir a verdade, respondeu: "É...".

Ficamos em silêncio.

Suspirei e agradeci mais uma vez por estar aqui. Por ter saído de um exame que me confirmara que meu útero e ovários estão preservados. Não era câncer! Ufa! Ainda faltavam alguns exames dos ossos, mas tudo indicava que também não era nada.

Mesmo assim, seguimos sabendo que a vida é finita e que precisamos desfrutar dela enquanto é tempo. Podemos escolher viver ou morrer. Tem gente que escolhe viver, com doenças ou sem elas; outros escolhem morrer mesmo estando saudáveis fisicamente. Quem disse que para estar morrendo é preciso estar com câncer ou uma doença grave? Tem gente morrendo sem câncer. Tem gente viva, quase morta, andando por aí. Tem gente viva por fora e morta por dentro.

Música: Ocean – Hilsong
https://youtu.be/PfpEefKiG2I

Ter câncer ou uma doença ameaçadora da vida não é falta de fé!

Deparar-me com a possibilidade de estar novamente com câncer não me faz fraca na fé, não me faz pensar que Deus quer me punir.

Sinto-me privilegiada por poder refletir acerca de finitude, vida, morte, viver bem, doença, tão cedo. Assim, vivo com muito mais intensidade e verdade. Desse modo, não me arrependerei do que não fiz, das pessoas que deixei de abraçar, dos "eu te amo" que deixei de falar. Assim, vivo! Porque tem gente que não está viva de verdade.

Tem gente que está esperando o melhor dia chegar. O fim de semana chegar. Estão trabalhando insatisfeitos esperando a aposentadoria chegar. Estão vivendo relacionamentos tóxicos esperando os filhos crescerem para se separar. Esperam ganhar na megasena para fazer a viagem dos sonhos. Sempre esperam que algo externo mude para serem felizes ou viverem de verdade.

Escolhi viver com as condições a que estou sendo expostas. Mesmo com suspeita de câncer de novo. Decidi que seja lá quanto tempo viver nesta Terra, viverei da melhor forma possível até o último suspiro que der. Quero uma vida confortável e uma morte também.

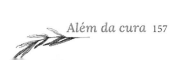

Falar sobre o diagnóstico de uma doença grave me traz para a condição real de que todos nós temos a finitude. A verdade é uma só: qualquer um de nós, a qualquer momento, pode morrer. A diferença entre pensar na morte quando tive o diagnóstico de câncer da primeira vez e agora, com a suspeita da recidiva, é que antes estava insegura quanto ao meu destino e, desta vez, tenho convicção de que vou para os braços do Pai. É no aconchego de casa que vou estar.

Saber para onde vou me tirou toda resistência e incertezas. Trouxe-me toda paz que excede a compreensão humana. Não tenho com o que me preocupar. Hoje, estou certa de que estou cumprindo meu propósito na Terra e isso me traz tranquilidade.

Para o meu deleite, Deus me concedeu mais tempo nesta Terra!

Os resultados dos exames são de que não estou com câncer, embora existam questões degenerativas importantes, entre outras questões, para tratar. De qualquer forma, sei que o controle é absolutamente d'Ele.

A experiência com o câncer me trouxe algumas certezas e várias clarezas. Uma delas é a de que ter câncer ou uma doença ameaçadora da vida não é falta de fé!

Por vezes, escuto a seguinte frase: "Não! Você não está com câncer! Você não tem fé? Você não acredita que já está curada?". Aos poucos me dou conta de que ter uma doença grave não é sinal de fraqueza na fé ou no relacionamento com Deus.

Escuto de tudo. "Ah! Você tem que acreditar que está bem!"; "Não, você não está sentindo dor. É psicológico, psicossomático"; "Ah! Mas está doendo muito? Existe uma dor insuportável?". Quando toco no assunto, às vezes, alguns dizem: "Ah! Mas vai ficar tudo bem!", e logo muda de assunto, afinal, é difícil olhar para a dor do outro.

Para muitos há a compreensão de que quanto mais a gente sofre mais Deus reconhece nosso sacrifício, como se fosse necessário pagar alguma penitência. Pelo que conheço existe uma passagem bíblica que diz: "Levou sobre si pecado e dor". O Deus que conheço é bondoso, compassivo, misericordioso, e tem para mim uma vida boa, perfeita e agradável. Ele me ensinou que posso viver um céu aqui na Terra mesmo.

Mesmo que lá na Bíblia diga que na vida teremos aflições, Ele nos dá esperança! E diz: "Eu venci". Ou seja, cuidar das dores que sentimos não é pecado. Sentir dor ou ter uma doença grave não é falta de fé.

Após um tratamento agressivo como o que fiz, nosso corpo não tem como ser o mesmo que antes. Mesmo que disponha de recursos emocionais para acessar essas formas de solução, chega um ponto em que foge da nossa alçada porque a dor passa a ser física. São necessárias intervenções humanas e, algumas vezes, medicamentosas.

Se todos nós iremos passar por aflições, por que insistirmos em amenizar nossos sofrimentos evitando falar deles e até os negando?

O Deus que conheço quer que tenhamos uma vida próspera, saudável e feliz. Significa que, para isso, preciso de recursos, conhecimento e estrutura para cumprir o que Ele mesmo me trouxe no mundo para fazer.

Falar de cuidados paliativos é cuidar da dor, da espiritualidade, da sua conexão com a família, com a sociedade. É respeitar as crenças e decisões dos pacientes sem julgamento. Reconhecer nossas limitações nos coloca no lugar de humildade. E esse lugar nos traz a possibilidade de solução, de cura. Não falo da cura do câncer, mas da cura da alma.

Hoje, tenho clareza a respeito dos medicamentos. Aprendi que os medicamentos servem para nos auxiliar a passar pelos momentos desafiantes. Aprendi a me render quando não encontro mais recursos humanos ou físicos. Aprendi a deixar o controle nas mãos de Deus. Aprendi que o paciente tem voz e direito de usá-la. Pretendo, então, contar aos outros pacientes, familiares e profissionais da saúde sobre essa possibilidade. O protagonismo do paciente só é possível quando há empoderamento, de tal forma que não exista medo ou acanhamento por tirar suas dúvidas.

Tenho aprendido a lidar com a morte e com a iminência real dela. Entendi que morrer não precisa ser ruim e que a morte pode ser bela e respeitosa. Pode ser triste, mas digna. Podemos encontrar alívio no momento mais difícil da vida, que é a despedida de quem amamos, seja de qual lado estamos. Um dia, todos nós estaremos do mesmo lado, pois todos vamos morrer.

Recentemente, a Déa perdeu o pai, vítima da Covid-19. O conhecimento que adquirimos com meu tratamento proporcionou a ela e sua família que o pai tivesse uma morte digna e bonita. Quando ela me contou como foi o processo de morte e despedida, chorei e, em meio à emoção, disse que, mesmo triste, a morte dele foi bonita.

Ainda que pela tela do celular, ela pôde se despedir do pai e conseguiu estar presente em sua partida. Pôde cantar para ele, ler uma passagem bíblica e se despedir dignamente. A família pôde transmitir a ele que não estava sozinho.

A única coisa que ela não queria é que ele estivesse sozinho no momento da partida dele. Não foi do modo que todos gostariam, nem com a proximidade necessária, mas foi simplesmente bonita a despedida, cheia de significado. Mas isso só foi possível porque algum dia nos foi dito que existem essas possibilidades.

Hoje, vejo a morte como um processo belo. Nascer é belo e morrer também pode ser, com tudo que um luto exige, mas com beleza. Porque para morrer, meus caros, não tem ensaio. "Quando acontece não tem retorno de cena, ensaio, nem script" – Ana Cláudia Quintana.

Aquela pessoa teve uma vida significativa, importante e esse momento merece ser belo. Sua morte merece ser tão bela quanto sua vida aqui na Terra, num corpo físico.

Essas pessoas devem ser lembradas pelo que viveram e não pelo modo como morreram. Não podemos simplificar a vida de uma pessoa pelo fato de ela morrer, seja de câncer ou qualquer outra coisa. Para morrermos, precisamos deixar esse corpo de alguma forma, mas essa forma não reduz a significância da pessoa. Ela continua sendo a pessoa amada de alguém: pai, filho, avô, irmão, marido, amigo, vizinho...

Falar de morte e luto ainda é um tabu e isso nos leva a sofrimentos desnecessários. Entendo que é quebrar muitas barreiras falar de um assunto tão delicado, então o jeito é conversar sobre isso.

Tenho compreendido que pessoas com a espiritualidade mais desenvolvida têm uma capacidade de superação maior que as que não têm. Tenho observado pessoas que estão enfrentando o luto, porém o desafio é grande no que tange à compreensão e à aceitação. Acreditar que existe um após leva muitos a elaborar melhor o luto, assim como conduz o paciente que está morrendo para um processo de morte mais tranquilo.

Considero que a vida me deu um pacote tão lindo e abençoado, um presente inigualável, a possibilidade de me conhecer. Posso me considerar uma pessoa privilegiada por ter tido tantas oportunidades de estudar e ter acesso ao autoconhecimento. Foi por conhecer ferramentas eficazes que consegui superar desafios importantes.

A constelação familiar é a principal ferramenta que compõe o meu leque de opções para soluções efetivas. Por meio dessa ferramenta melhorei meu relacionamento comigo, com a minha família e com as outras pessoas, e aprendi a ser um ser humano muito mais empático.

Tive acesso a ferramentas maravilhosas e mentores incríveis nos últimos 10 anos. Também tive um grande encontro com Deus, o que me levou a outro patamar de intimidade comigo mesma.

Mergulhar dentro de si mesmo é ter a oportunidade de se conhecer e conhecer o outro. A gente aprende a se respeitar e a respeitar o destino do outro. E isso só me está sendo possível porque tive câncer.

Música: Travis -- Side
https://youtu.be/VK3Q4SLVkAU

Cura

    Quem disse que a cura é só física? Quem disse que quem tem câncer não está curado? Quem disse que quem tem câncer está doente e quem não tem está saudável? O que é cura? Cura é ter um corpo saudável, mas uma alma e mente feridas?

    Existem pessoas que não têm câncer e estão mais doentes do que pacientes oncológicos. Dou-me dou conta, em meus períodos de incertezas, que não estou doente. A cura está aqui, em mim, e posso experimentar a plenitude da vida independentemente de qualquer coisa, seja com câncer ou sem ele.

    Sentia-me saudável mesmo com uma doença grave. Talvez porque tive experiência de quase morte e consigo perceber que mesmo quando estava com câncer eu me sentia viva e aproveitando cada momento desta minha vida terrena, que é curta. Estou vivendo agora e não deixando para depois.

    A experiência de estar diante da possibilidade real da morte me trouxe a lucidez que precisava. Quando adoecemos, a percepção de tempo que temos é muito diferente de quando estamos saudáveis. Tenho plena consciência de que pode existir uma doença física, mas falo da dor e ferimentos da alma e de como podemos ultrapassar as barreiras da doença física.

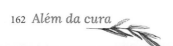

Você descobre que pode ter um novo câncer numa consulta e, ao sair dela, toma decisões importantes que deveriam ter sido tomadas há dois ou dez anos. Você pede perdão, libera perdão, reconcilia-se, abraça, beija, chora, ora, e tem as conversas que precisava ter antes mesmo que o seu mundo acabe.

A possibilidade da morte me trouxe a urgência da vida. Falar de morte é viver o tempo que lhe resta, bem. É ter consciência da finitude, podendo aproveitar até o último suspirar. Hoje, refletindo sobre tudo, penso que dá medo é de não estar vivendo e não medo de morrer. Morrer todos nós vamos um dia, já viver depende muito de cada um.

Para mim, cura não é não ter câncer ou uma doença grave. Cura é me sentir feliz e viva, apesar das circunstâncias. É valorizar o tempo vivido. É estar com quem amamos sabendo que é finito e, por isso, devo aproveitar muito.

E para você? O que é cura?

"A morte não é uma tragédia.
Tragédia é quando a gente não viveu"

(Marcos Piangers)

Música: *Nívea Soares – Em tua presença*
https://youtu.be/g144XwPrQZc

Reconciliando-me com o passado

Depois de compreender que ainda poderia estar remoendo dores e mágoas do passado, decidi fazer, voluntariamente, conversar com quem me feriu.

Ao chegar diante dessas pessoas, sentia que parecia loucura, mas estava tão certa de que, se dependesse de mim, poderia deixar toda aquela dor no passado, e sabia que precisava verbalizar. Pedi uma reunião com eles, que acabaram concordando. Anotei tudo que queria dizer para não me esquecer de nada. Eram muitas coisas e não queria deixar nada para depois.

Antes de começar a falar eu disse que eu precisava que eles ouvissem algo. Coloquei um áudio do poema da Viviane Mosé, "Poemas presos".

Comecei dizendo que estava com suspeita de câncer de novo e que não queria ter dúvida de que fiz tudo que estava ao meu alcance para curar minha alma daquelas dores tão latentes. Disse que sabia que tumor era mágoa endurecida e precisava jogar para fora o que ainda estava engasgado. Mesmo achando loucura não queria me arrepender de não ter feito.

Falei que era importante dizer tudo que sentia, inclusive a raiva que senti de cada um. Também disse que não me importaria com o que eles iriam pensar ou sentir. O que importava era tirar aquilo de dentro de mim. Se isso iria magoá-los, não me sentia responsável, pois estava guardando já há cinco anos um bolo de merda que me foi entregue e tinha ficado sem digerir por todo esse tempo.

Desenhei um cocô de modo simbólico e disse que precisava entregar a cada um deles a merda que eles tinham deixado comigo e que estava fedendo. Era como se estivesse carregando um defunto apodrecido dentro de uma mochila, nas minhas costas. Então, decidi que precisava entregar para eles.

Essa conversa foi libertadora, incrível, curadora! Trouxe-me muita leveza. Depois disso, não senti mais raiva, mágoa, rancor, ódio deles. Parei de refazer cenas mentais, voltei a me relacionar com eles, com a sensação de que tinha feito a coisa certa. Por isso penso que dizer a verdade liberta. Expus-me, mas também falei tudo que queria e precisava. Parei de remoer. Parou de doer.

Música: *Sleeping at last – Quicksand*
https://youtu.be/PVZSV9xZLT8

A *vida como ela é*

    Um dia você descobre uma doença grave. Aquela notícia que ninguém jamais gostaria de ouvir: é câncer. Alguns, quando souberam, perguntaram-me: "Câncer aonde?".

    Então você vai lá, toma uma porção bem grande de coragem para enfrentar tudo que um tratamento desse traz e que você só tem certeza de que enfrentou pelas conquistadas diárias.

    Cada quimio é uma gigante vitória. São vitórias diárias, conforme o tratamento avança. Cintilografia zerada, tomografia zerada, ressonância zerada. Cada fase é um motivo de comemoração. Sem as partes da vitória o todo não existiria. Por isso, que a cura, para mim, é relativa.

    Cada fase do tratamento traz a sensação de que estamos naqueles programas de topa tudo por dinheiro, gincanas do Silvio Santos, em que levamos cacetada de todos os lados e, quando estamos chegando ao final da prova, caímos na água (os mais velhos entenderão, os mais novos coloquem no Google para entender [risos]).

    Cada exame de sangue que vem com os marcadores ideais, quantidade de plaquetas boa, é um bom sinal de que o corpo está dando conta. Na vida cotidiana as pessoas não estão acostumadas a ficar comemorando

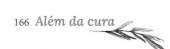

semanalmente exames de sangue. Mas, para nós, pacientes oncológicos, isso é o que há de mais maravilhoso.

Quando aparecem aftas, dores, desconfortos, damo-nos conta de que o corpo está lutando na sua maior força para dar conta de tanta droga e intoxicação. Enquanto isso, precisamos cuidar das nossas dores emocionais e de tudo que uma vida normal exige. Mesmo com câncer, as outras coisas da vida cotidiana continuam existindo e por vezes, encontramo-nos perdidos, sem rumo, sem saber para qual lado correr.

Não sabemos o que nos espera na linha de chegada do tratamento. Trabalhei meu mental o tratamento inteiro, sempre penso positivo, mas tem momentos em que as neuras pegam a gente de jeito. Quando vemos, já estamos pensando um milhão de coisas. Precisamos estar em vigília o tempo todo para que nossa mente não nos engane e traga pensamentos loucos.

Realmente, ter câncer nos leva para mundos extremos em pouco tempo. Leva-nos a crises de ansiedade, desespero e sensação de impotência. Vivemos um dia de cada vez, uns bons, outros nem tanto.

Música: *Passenger – Let her go*
https://youtu.be/RBumgq5yVrA

O que os olhos não veem o coração sente

Já ouvi infinitas vezes a frase: "O que os olhos não veem o coração não sente". Esses dias, parando para refletir sobre a minha própria vida, entendi que a frase pode ser reescrita de outra forma: "O que os olhos não veem o coração sente".

Nas constelações aprendemos que o campo[1] sempre informa. Muitas vezes, o que não podemos ver com nossos olhos conseguimos sentir com o coração ou com a alma.

Nos últimos meses tenho enfrentado desafios relacionados à minha saúde que têm me trazido reflexão, limitação, aprendizado. Já fui do patamar de suspeita de recidiva do câncer com evolução nos ossos e ovários até um pequeno desgaste na coluna. Uma verdadeira montanha-russa.

Na última semana estive no reumatologista para, finalmente, entender o que está acontecendo comigo. É a última instância, que vai poder dizer se temos solução para minhas dores ou não. É como se fosse o STF (última instância) da saúde neste momento da minha vida, pois já me "reviraram" e ninguém descobre o que tenho.

---

[1] A constelação apropriou-se do termo "campo" trazido pelo biólogo Huppert Sheldrake. "Os campos morfogenéticos ou campos mórficos são campos que levam informações, não energia, e são utilizáveis através do espaço e do tempo sem perda alguma de intensidade [...] Eles são campos não físicos que exercem influência sobre sistemas que apresentam algum tipo de organização inerente." - Uma Nova Ciência da Vida (A New science of life, 1981), Sheldrake.

Estava ansiosa pela consulta, pois criei expectativa de que poderia sentir menos dores e, assim, voltar a ter qualidade de vida. Ao ouvir atentamente as perguntas da médica residente, fui entendendo muitas coisas. Para mim, a consulta foi mais uma terapia do que qualquer coisa. Ela perguntava sobre meu estado emocional, se estava me sentindo triste nos últimos tempos, e concluía as frases perguntando se tinha algo mais que queria contar.

Passava um filme pela minha cabeça e a sensação de que não sabia de onde começar a falar, de tantas coisas que existiam. Resultado: não falei nada. Sabia que o que precisava falar era conversa para terapia das profundas. Não quis gastar energia contando.

Ela, muito atenciosa, ia tocando em pontos da minha alma sem saber disso. Ao responder algumas das perguntas, ia tendo insights, parecia que alguém estava colocando refletores em meus olhos. Em alguns momentos da consulta ela precisou me apertar para fechar bem meu diagnóstico. Delicadamente, pediu-me desculpas por ter que apertar. Mal sabia ela (ou talvez soubesse) que a cada pergunta que ela me fazia e respondia, ela ia apertando outros níveis da minha consciência; e que, talvez, doíam mais que as apertadas físicas.

Dei-me conta de que muitas pessoas têm cânceres na alma, um lugar que as quimios nunca vão conseguir alcançar. Ter câncer em um lugar físico a gente trata com remédios, mas e quando é na alma? Para isso, o remédio é colocar para fora, fazer terapia, correr, dançar, caminhar, namorar, rir, cozinhar, chorar, orar, tornar-se consciente, ter alguém com quem dividir as dores e as frustrações.

Muitas vezes, exames não são capazes de nos entregar diagnósticos. Temos que buscar as causas das nossas dores de outra forma. Por isso que, às vezes, nossos olhos são incapazes de ver, mas o coração consegue sentir onde realmente dói. Em muitos casos, a origem da dor não é física, então precisamos tratar a origem, pois, caso contrário, os sintomas não cessarão.

Em caso de fraturas emocionais, feridas na alma, minha prescrição é: tome uma dose de consciência e uma dose de amor próprio ao dia. E deixo como resgate: uma dose de Dane-C (tome na medida que necessitar).

Se persistirem os sintomas, o coração deve ser consultado. Ele sabe bem o que feriu sua alma. Se você perguntar para ele, ele vai te traçar o caminho perfeitamente. E se, mesmo assim, precisar conversar, não hesite! Chame um terapeuta ou alguém que possa ajudá-lo.

Música: **Oasis** – *Don't look back in anger*
https://youtu.be/r8OipmKFDeM

Momentos de indignação

Nessa fase de suspeita de recidiva fui encaminhada para fazer uma ressonância. Ao chegar para realizar o exame aconteceu uma confusão, pois não sabia de que material era feito o expansor que havia sido colocado na cirurgia de reconstrução da mama.

Eu achava que a válvula era de metal. Sendo de metal eu não podia entrar na máquina do exame. Corri feito maluca pelo HC para conseguir que algum médico olhasse meu prontuário para descobrir e constar em uma declaração, pois somente com essas condições conseguiria fazer o exame. Depois de uma saga em busca do prontuário, acabei conseguindo a declaração.

Cheguei à recepção para o exame e me pediram para aguardar. Esperei um bom tempo. Então, o telefone da recepção tocou, a recepcionista ouviu o que a pessoa do outro lado da linha disse, desligou e ligou para um paciente: "Senhor fulano, o senhor já está a caminho do hospital para fazer o exame? É que vamos precisar desmarcar, pois tem um paciente com Covid que está internado e precisa fazer uma ressonância, então damos prioridade aos internados. Vamos reagendar seu exame".

Ela desligou o telefone e conversou com outra pessoa do setor. Uma pessoa veio falar comigo: "Então, temos um paciente que precisa fazer uma tomografia. A máquina está quebrada e a gente vai precisar

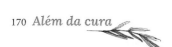

fazer uma ressonância. Como é paciente de Covid e está internado, não podermos fazer a sua".

Compreendi, afinal de contas, eu não estava numa situação grave. Fui para casa e retornei em outra data. No dia do exame, aguardei cerca de três horas para fazer. A enfermeira que fez minha triagem disse: "Ah! Foi você que mandaram embora depois de correr feito louca por causa da declaração e, quando conseguiu, não fizeram seu exame porque iam fazer o exame de outra pessoa. Só porque o diretor ligou e nos obrigou a não atender ninguém para atender alguém do ciclo de amizade dele que precisou de uma ressonância, tivemos que dispensar todos os pacientes". E concluiu: "Achei aquilo um absurdo e deu vontade de te colocar na máquina para fazer o exame, mas não é a gente que manda aqui, né?".

Fiquei muda e pensativa. Puta sacanagem ter que voltar para minha casa depois de esticar agenda e fazer malabarismo com os cuidados com o meu filho, com um medo enorme de estar com câncer pela segunda vez, morta de fome e cansaço, horas esperando, correndo pelos corredores feito louca para dar tempo de chegar no horário do exame com a declaração do mastologista.

Simplesmente, inventaram uma mentira para nós e nos dispensaram como se não tivéssemos mais nada na vida para resolver. Um favoritismo que é de dar raiva. Só espero que a pessoa que fez o exame no meu lugar precisasse mais do que a mim.

Música: *Gary Jules – Falling awake*
https://youtu.be/OONuoEHxlsQ

Como conversar com uma pessoa que foi diagnosticada com uma doença grave?

Como abordar sem dizer bobagens ou deixar o paciente constrangido? Será que é incômodo perguntar? Será que está invadindo a privacidade? Isso só pode ser respondido por uma pessoa: pelo próprio "doente".

A ideia é se mostrar disponível para ajudar caso a pessoa precise. E se você não tem tanta intimidade ou tem intimidade e não sabe como conversar com essa pessoa, pode perguntar: você se importa em falar sobre isso? Caso a pessoa responda que não se importa, você pode perguntar como ela se sente com tudo o que está acontecendo.

Também pode dizer: você precisa de alguma coisa? Tem algo que eu possa fazer por você? Você tem quem faça comida para você quando não está bem? Quer que faça o mercado para você? Não quero ser inconveniente, mas saiba que se precisar estou aqui!

Às vezes, envie uma mensagem perguntando: como você está se sentindo? Precisa de algo? Estou sendo intrometido(a)? E dizer: não estou perguntando muito para não te incomodar.

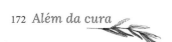

Pode acontecer de a pessoa não querer falar nada, mas quer ter a certeza de que tem gente orando por ela, torcendo, cuidando dela, mesmo que de longe. Só de estar ao lado, em silêncio, às vezes resolve muitas coisas.

Passei pelo momento que chamo de "bolha", um momento em que nem a gente sabe o que sente para dizer aos outros. Um momento de incertezas e silêncio interno. Saiba, isso não é pessoal, é o momento de digerir tudo o que está acontecendo.

E quanto aos médicos, respeitem, acima de tudo, o desejo do paciente. O diagnóstico, o tamanho do tumor ou o grau do câncer não importa. O que importa é respeitá-lo antes de qualquer coisa. Ele é a pessoa mais importante nesse processo.

Se o paciente não quer falar sobre o assunto, esteja ao lado dele, olhando com amor. Cada um lida com suas dores de uma forma. Não exija que alguém seja como você, afinal de contas, somos únicos. Cada um reage de uma forma. Cada ser humano deste planeta tem as suas próprias e únicas digitais, ou seja, é exclusivo. Não podemos exigir do outro o que olhamos com nossas lentes. O outro tem a vida própria e as próprias escolhas.

Se você tiver mais intimidade, pode perguntar como se sente com tudo isso. Muitas vezes, pacientes oncológicos ficam sedentos para falar sobre seus diagnósticos. É também uma forma de processar tudo que está acontecendo. Por outro lado, as pessoas sentem-se constrangidas em perguntar. Não tenha medo. Se tiver abertura, fale abertamente com ele sobre isso.

Se a doença for terminal, talvez seja necessário conversar sobre como a pessoa quer que seja o fim da vida dela. Se quer morrer em casa ou não, se quer ser reanimada ou não, se quer sedação, ser entubado, tomar morfina ou não.

Não esconda do paciente a gravidade da situação. É injusto com ele. Ele tem o direito de saber, se quiser saber. Geralmente, os pacientes sabem seus estados de saúde, mas para os que não têm pleno esclarecimento da gravidade é importante informar, pois eles têm tempo de se despedirem de quem desejam, resolver pendências, conversar com alguém. Esteja ao lado, dando o suporte possível.

Por vezes, nada mais se pode fazer a não ser proporcionar uma morte sem dor e sofrimento. A morte pode ser bonita e leve se dermos espaço para isso. Quando se tem tempo, é possível fazer os rituais de despedida e estar com que se ama.

Outra premissa bem importante são as ordens de ajuda. Não se ajuda quem não pediu ajuda. Você está violando um princípio básico da ajuda. Se alguém compartilhou algo como desabafo, você pode, inclusive, perguntar: você está querendo ser ouvido ou quer que eu te ajude com algo? Mas jamais ofereça algo que o outro não pediu. Não se intrometa na vida alheia.

Pedi ajuda financeira, pedi e peço orações para todo mundo. Pedi ajuda terapêutica para quem confio. Sempre que preciso de algo, peço. Entretanto, vai ter gente que não vai conseguir pedir. Então tenha sensibilidade para identificar até onde você pode ir para ajudar sem invadir o espaço do outro, senão corre o risco de você se emaranhar.

Bert Hellinger diz que, para muitas pessoas, pode ser que o destino do outro possa parecer difícil, por isso quer mudá-lo, não porque o outro precise ou queira, mas porque as pessoas em volta não conseguem suportar esse destino. Quem realmente ajuda, não julga.

Se algo na história do outro te incomoda, dê alguns passos para trás e se pergunte: quem estou querendo salvar? Com quem do meu próprio núcleo familiar estou indignado? (com quem da minha família, estou indignado?). Às vezes, não tem a ver com o outro, mas, sim, com você. Lembre-se sempre de respeitar o destino do outro. Isso também é uma forma de ajuda.

Música: Coldplay – Fix you
https://youtu.be/k4V3Mo61fJM

A "guerra" contra o câncer

Tenho pensado tanto nessa frase. Nunca concordei em dizer que quem morre de câncer perdeu a guerra, fraquejou ou não conseguiu vencer. Pelo contrário, uma pessoa que morre de câncer é muito corajosa. Enfrentou todos os seus limites com unhas e dentes e por diversas razões ela morreu.

Alguns escolhem viver, outros morrer. Alguns escolhem viver e, ainda assim, morrem. Outros escolhem morrer e vivem.

O câncer pode ser ou não o meio para a morte, mas o que me faz refletir é o termo "guerra" utilizado nesse contexto. Acho que consigo compreender a utilização do termo, pois a guerra deixa marcas irreparáveis, deixa mortos, feridos, pessoas solitárias, famílias arrasadas, crianças órfãs, homens e mulheres viúvos. Muitas vezes, os soltados saem mutilados, aí, nesse ponto, identifico-me com o termo "guerra".

As marcas do câncer são eternas. Pelo menos serão em minha vida. Sinto-me, sim, a cada dia, vencendo uma batalha. Minutos antes de entrar no centro cirúrgico um médico muito querido, talvez um anjo ali, veio conversar comigo sobre o meu medo. Ele me disse: "Fiz questão de vir conversar pessoalmente com você. Do que você tem medo?". Eu: "De morrer, de doer, de me arrepender, de ficar feio". Ele tocou no meu braço de modo carinhoso e disse: "Sei o que você sente. Realmente sei! Minha esposa também passou por um procedimento cirúrgico. Ela teve melanoma, precisou abrir o peito", e mostrou o tamanho do gigantesco corte.

Então, disse-me: "Sei o que você está passando, mas estamos aqui para te ajudar. Acredite! Pensamos que essa seja a melhor opção para você. Não diria para fazer se não tivesse necessidade. Por favor, a única coisa que peço é que confie na gente. Você passou por várias batalhas nesse período, mas a guerra ainda não foi vencida. E, hoje, você vai precisar enfrentar uma grande batalha, mais uma grande batalha".

As palavras dele me acalmaram, senti verdade no que ele disse. Isso foi fundamental para mim. Após a cirurgia confesso que me senti como um soldado pós-guerra. Saí com várias sequelas, sendo a principal delas a mutilação. Muitos não enxergam como mutilação, mas é! Perder uma parte do seu corpo, seja ela qual for, é mutilação.

De verdade, sinto-me em luto por algo importante que se foi. Isso dói muito, na alma e no corpo. Há pouco tempo, a médica dos cuidados paliativos, a Dr.ª Manoela, outro anjo, disse-me que eu estava triste porque estava de luto antes mesmo de meu seio ser retirado. Eu estava vivenciando antecipadamente a dor da perda de uma parte muito importante do meu corpo. Por isso, sentia tanta tristeza.

A guerra também lembra o luto e o luto lembra a guerra. De forma alguma estou reclamando. Sei que daqui a 30 ou 40 anos isso talvez não fará a menor diferença, mas hoje faz tanta! Você não se reconhecer, não conseguir se olhar no espelho, talvez seja o sentimento de muitos soldados após a guerra. Alguns voltam para casa com a sensação de fracasso, frustração e tristeza, uns por terem perdido membros — braços, pernas, orelhas, outros por terem perdido pessoas. Também me sinto assim.

Independentemente de te dizerem que você é importante mesmo sem uma mama, isso não muda o que você sente em relação a você mesmo e a toda a situação. A guerra deixa marcas, seja uma "guerra" interna ou externa, seja uma guerra contra uma doença ou uma guerra contra uma nação.

Embora eu não acredite que luto contra o câncer porque entendo que tudo aquilo que a gente vai contra, resiste e se fortalece, é como querer nadar contra maré. Quanto mais força emprego para resistir algo, maior é a resistência, aquilo se fortalece ainda mais.

Nas constelações chamamos isso de concordar com a realidade. E não significa que esse seja um processo simples, fácil, automático ou instantâneo. Tudo na vida exige uma fase de processamento, adaptação. Realmente acredito que a doença veio para me ensinar -, acredito que devemos conversar com cada sintoma e sentimento para que tudo seja dissipado.

Vejo muita gente não conseguir falar a palavra câncer e ainda dizer que é uma doença maldita. Não penso assim! Muitas vezes, pedimos a Deus força, coragem, compreensão e ousadia, e Deus nos dá as ferramentas para criarmos essas condições. Ele nos dá provas para que aprendamos na prática. O câncer tem me ensinado e me treinado a me amar como sou, mesmo que até agora não tenha conseguido me olhar no espelho e ver as marcas dessa guerra, principalmente após a última batalha (mastectomia).

Quem disse que seria fácil? O que sei é que muitos saem sem partes de seu corpo da guerra. Outros morrem no campo de batalha. Por que a gente homenageia quem morre na guerra e não faz o mesmo com quem morre bravamente após uma sucessão de batalhas e desafios? Todos nós, independentemente de doença ou não, deveríamos receber homenagens póstumas. Afinal, todos nós somos bravos combatentes.

Acredito muito que a vida é boa e bela, mas isso não faz dela fácil.

Compartilho aqui um pouco do que tenho vivido e sentido. Além de, talvez, abrir os olhos para perceber que quem morre em campo é vencedor. Vencedor de muitas batalhas! Assim como quem sai vivo das batalhas.

Atravessar o tratamento de câncer sem sentir nada é impossível. Não perceber o que está acontecendo com seu corpo é impossível. Será que estamos preparados para reconhecer a força das pessoas que estão a nossa volta? Nunca diga que tal pessoa foi fraca porque a batalha dela também é difícil, assim como a sua. Minhas marcas estão aqui e são parte da minha história. Essas são as marcas da minha "guerra". Sai mutilada e com marcas profundas. É meu corpo, valorizo-o muito. É ele quem carrega minha alma.

Enquanto terapeuta conheço sobre gatilhos que podem contribuir para o desenvolvimento de doenças. A questão é: quem disse que, mesmo nessa condição, estou livre de tê-las? Tudo parece simples quando não é com a gente. Agradeço muito a Deus por estar bem, viva e com grande possibilidade de viver mais um bocado!

A análise anatomopatológica da mama ainda não saiu. Da axila saiu na cirurgia e veio negativa para malignidade. Esse já é um excelente motivo para agradecer e celebrar. Penso que precisamos praticar cada vez mais o amor ao próximo. O olhar para a dor do outro. Ali também existe um corpo e uma alma que chora e fica triste, assim como a sua.

Música: *Mat Kearney – Crashing down*
https://youtu.be/WrZjzD4xnWE

NÃO é normal sentir dor durante o tratamento oncológico

Tenho escutado diariamente sobre isso, vindo de pacientes oncológicos, sejam nos corredores do hospital ou nos grupos de que participo de pessoas com câncer. Os relatos são sempre os mesmos: "Sinto dores insuportáveis"; "Passo a madrugada gritando de dor"; "Nada faz a dor passar". Pergunto: "O oncologista receitou alguma coisa para controlar a dor?". Resposta: "Não, o médico disse que é normal sentir dor". Outros dizem que foram receitados analgésicos comuns, como dipirona e paracetamol, entretanto, as dores persistem.

Outros médicos dizem para tomar o que já estamos acostumados a tomar quando sentimos dor. Confesso que fico desanimada quando penso na medicina tradicional, que ainda enxerga uma pessoa com câncer sendo um câncer separado da pessoa. Às vezes, parece que é um câncer carregando uma pessoa e não uma pessoa que tem um câncer. A pessoa que carrega um câncer é uma pessoa com cabeça, pescoço, tórax, coração, pulmão, rim, fígado, braços, pernas e pés.

Se o câncer é na mama e a pessoa sente dor nas pernas, só se olha se o câncer aumentou ou se espalhou. E as dores, doutor? Minhas dores da perna, do pescoço, do braço, que me impedem de caminhar, de tomar banho em pé. "Ah, isso é normal!". O que é normal? O tratamento oncológico já é duro demais para sofrer com outras coisas. Não acha suficiente fazer quimioterapia, radioterapia, cirurgia, hormonioterapia?

Saiba: NÃO é normal sentir dor no tratamento oncológico. A dor pode ser controlada com medicamentos específicos, não analgésicos comuns. Existe uma gama de remédios que são eficientes nos casos de dor intensa. A pessoa não precisa sentir dor durante o tratamento oncológico.

O mais triste é que muitos pacientes se conformam com a posição do médico/Deus. Vai para casa com dor porque se o médico disse que é assim, então, acredita que é assim. É quase um dogma que precisamos quebrar para explicar para o paciente que sofre de dores que ele não precisa passar por isso.

Costumo perguntar se conhecem os cuidados paliativos. A maioria afirma que não. Explico do que se trata e busco ajudar da melhor forma possível. Infelizmente, não sou médica, não posso ir além da minha alçada, de paciente, que passou por isso e sabe um pouco como amenizar uma parte desse sofrimento. Oriento e encaminho do jeito que é possível, mas algumas pessoas acabam morrendo nesse processo, de dor, por falta de conhecimento, por falta de vontade e de atualização de alguns profissionais, por ignorância do paciente.

Todo paciente com câncer tem direito aos cuidados paliativos. Todo paciente que tem doença que ameaçam a continuidade da vida, doenças crônicas ou que esteja em sofrimento pode acessá-los. É um descaso a oncologia não incluir esse recurso como primordial.

O tratamento oncológico causa diversos sintomas. Quando se faz quimioterapia podem ser desencadeados diversos outros sintomas e até doenças, como enjoo, sensibilidade da pele e do couro cabeludo, dores articulares e nos ossos, cardiotoxicidade, neuropatia, diminuição da fração de ejeção (um problema no coração que é causado pelo medicamento da quimio), fibromialgia, entre outros.

É fato que se todos os pacientes oncológicos se socorressem dos cuidados paliativos não seria possível atender a todos, por falta de profissionais e de estrutura ambulatorial, então, o que vejo pelos corredores do hospital são pacientes que necessitam e não têm esse atendimento, pacientes em estado de sofrimento suportando as dores por falta de orientação e/ou assistência.

Só descobri que poderia me beneficiar porque um dia fui ao CRM e me tornei amiga da Úrsula. Caso contrário, talvez tivesse morrido de dor, porque os médicos me diziam que era normal senti-la, sem me encaminhar aos cuidados paliativos.

Música: *Legião Urbana – Quase sem querer*
https://youtu.be/lk_EXr9xEr0

Medo dos cuidados paliativos

Certo dia, ouvi uma história no hospital durante minha consulta nos cuidados paliativos.

Uma paciente da oncologia, que fazia quimioterapia, ao conversar com a enfermeira do ambulatório de cuidados paliativos, disse que não queria nunca passar na salinha desse tratamento. O medo dela era nítido, já que entendia que aquela sala é para os pacientes pelos quais "não se tem mais o que fazer", tradicionalmente conhecidos como os pacientes em cuidados paliativos.

No contexto médico significa que não existe mais proposta terapêutica por ser considerada incurável a doença do paciente. Quando se faz quimio, rádio ou terapia hormonal a ideia é curativa, ou seja, existe possibilidade de cura. Quando se tem metástase, por exemplo, o tratamento é paliativo. Por vezes, usam-se medicamentos quimioterápicos para casos incuráveis como forma de controle de progressão da doença.

A enfermeira explicou à paciente do que se tratava. Esclareceu que não são somente pacientes com metástase ou em estado terminal que são pacientes daquela especialidade. E explicou a finalidade e a importância dos cuidados paliativos. Ao final da conversa, a paciente conclui: "Nunca vou passar naquela salinha", e saiu rindo.

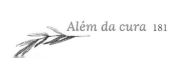

Algum tempo depois, a paciente bateu na porta dos cuidados paliativos. Disse à enfermeira com quem havia conversado: "Não aguento mais sentir dor!", e confessou que estava com medo de estar ali, naquela sala, mas sabia que era o lugar certo para cuidar da sua dor. Ela não era uma paciente em estado terminal, nem com metástase. Simplesmente, tinha dores e não queria admitir tê-las, por medo.

Muitos pacientes não querem admitir que sentem dor por medo de o oncologista interromper a quimio ou reduzir a dose. É importante esclarecer que o fato de cuidar da dor não vai alterar o tratamento quimioterápico ou a proposta terapêutica para o controle da doença. Isso só será alterado se for necessário, para que o paciente tenha mais qualidade de vida durante o tratamento, jamais para pará-lo e viabilizar o avanço da doença. Se em alguma hipótese houver esse risco, o oncologista sempre vai prezar em cuidar da doença e para que não haja progressão. Ele sempre vai ponderar custo-benefício.

Não tenha medo de dizer que sente dor e desconforto. Não sinta medo de procurar a especialidade correta para cuidar da sua dor. Isso pode salvar sua vida!

Música: Marc Shaiman –
Look beyond the fingers
https://youtu.be/CCDoYw6QiwA

Todos estamos morrendo

Por vezes, procurar os cuidados paliativos representa, para muitos pacientes, estar morrendo. Acontece que todos nós estamos morrendo. A verdade é que nascemos indo em direção à morte. Os cuidados paliativos são sobre viver bem, melhor, com qualidade de vida. Se for o caso, um fim de vida digno, respeitoso e sem dor, com possibilidade de amenizar ao máximo os desconfortos desse momento.

Se nascer é um processo tão natural, por que fazermos da morte um processo tão místico? A morte é natural, assim como o nascimento. Só se pode morrer dignamente quando se conhece a respeito desse processo. É difícil entender isso, mas se pensarmos um pouco nisso, torna-se simples.

Quando meu filho estava preparado para nascer, ele deu sinais. Preparei-me a gestação toda para que ele viesse de forma natural. Assim aconteceu. Ele sinalizou, respeitei. Quando meu corpo deu sinais de que era a hora, meu intestino, voluntariamente começou a fazer uma limpeza. Em hospitais, as mulheres tomam laxantes para esse momento, mas em casa, sem que soubesse disso, meu corpo fez o procedimento espontaneamente. Ele veio, sem intervenções, sem agressões, sem analgesia ou aspirações após o nascimento.

O cordão umbilical só foi cortado quando não havia mais pulsação. O parto durou seis horas e a fase ativa doeu bastante. Nada que se compare ao sentimento de recebê-lo em meus braços após um tempo de agonia. Tudo fluiu, ele chegou, calmo e tranquilo. Meu corpo fez tudo, absolutamente tudo, que era necessário para a chegada dele, sem que precisasse de intervenções humanas. Tive todo amparo e orientações necessárias com relação ao modo correto de respirar, ajuda com o alívio da dor. Tudo isso aconteceu em casa, com muita responsabilidade e com profissionais habilitados para acompanhar.

Não sou uma super-heroína. Só respeitei a fisiologia do meu corpo e a minha natureza livre de ser. Com bastante conhecimento e horas de estudos para aprender tudo sobre a fisiologia do meu corpo, do bebê e sobre parto. Realizei um curso com uma parteira mexicana, Naoli Vinaver, que aparece no filme "O renascimento do parto", que me preparou de modo singular para esse momento. Adquiri informação, conhecimento, e me sentia segura suficiente para parir em casa. Não sou doida nem corajosa, só quis respeitar o momento mais sublime da vida de um ser, o nascimento. Só se nasce uma vez. Só se morre uma vez também.

Costumo dizer que corajoso é quem vai para o hospital receber muitos estímulos desnecessários e que, muitas vezes, atrapalham o parto. Atrapalham a vinda do bebê, desrespeitam a mãe, o bebê, o curso natural e fisiológico do parto. O ato de parir é natural, como o de morrer também é. Os médicos e hospitais existem para os momentos em que acontece alguma complicação, o que se dá em apenas 17% dos casos. Mas, no Brasil, temos uma taxa de cesárea de 84%, pois temos medo se sentir dor, de nos entregarmos aos movimentos naturais do corpo.

Mas e se nós estivéssemos entre esses 17%? Nós — o pai, eu e as parteiras —, tínhamos um plano B. Elas tinham conhecimento técnico para identificar até onde o parto estava seguindo o seu curso natural, sem sofrimento para mim ou para meu filho. Este foi monitorado e elas levaram um hospital para dentro de casa, com monitoramento cardíaco e oxigênio, caso fosse necessário, entre outros equipamentos. Porém, caso houvesse alguma complicação, eu seria encaminhadas ao hospital de referência, tudo com muita responsabilidade.

Penso que a morte deve ser da mesma forma. Sem intervenções desnecessárias, com respeito ao que o corpo informa. Nossa sabedoria interna não precisa de certas intervenções.

Já li em algum lugar que morrer é como nascer. Existem algumas fases, como uma fase de agonia até que o corpo se desligue totalmente.

Ou seja, todo processo é natural. E quando existe sofrimento podemos ser medicados para evitar isso, mas não precisamos ficar ligados em máquinas que nos levam a "viver" mais. Estamos vivos para quem? O que é estar vivo?

Estar ligado em uma máquina, sofrendo, é viver? Para mim, viver é poder desfrutar a vida em um corpo físico, ir e vir, sorrir, chorar, amar. Sentir dores e desconforto, para mim, não é viver, é sobreviver a duras penas. Temos a mania de sermos egoístas e querermos manter as pessoas conosco sem pensarmos na dor que ela pode estar sentindo. Amor é quando abrimos mão desse nosso egoísmo e as deixamos ir, em paz, e elas param de sofrer.

Antes do câncer tinha medo de morrer. Hoje, tenho medo é de não viver plenamente.

Música: You – Future of forestry
https://youtu.be/2V3ZccGMnqQ

Toque de Deus

Lembro-me como se fosse hoje a primeira vez que fui ao Hospital das Clínicas com uma guia escrito "cancerologia". Ler isso foi um misto de sensações: medo, angústia, tristeza, impotência. Era setembro de 2018.

Ao chegar ao quarto andar, deparei-me com uma placa em que estava escrito: "Ambulatório de quimioterapia". Deu calafrio só de pensar. Ao ler, veio-me a lembrança de que eu dizia que nunca faria quimioterapia se tivesse câncer algum dia, embora, na minha imaginação, achasse essa possibilidade remota. Depois disso fui encaminhada para mastologia, biópsia e, em seguida, oficialmente, para a oncologia.

Após o novo susto relacionado ao ovário, encaminharam-me para a gineco-oncologia. Aquele frio na barriga tomou conta de mim novamente. Quando escutamos qualquer coisa relacionada a oncologia dá um frio na barriga.

Hoje, oficialmente, recebi a notícia de que não tenho nada no ovário e que estou de alta. Ufa! Que alívio!

A consulta não durou cinco minutos, ao passo em que esperei cerca de duas horas e meia para ser atendida. A médica, simpática, explicou-me o que tinha no ovário e que estava tudo bem comigo. Entregou-me o laudo

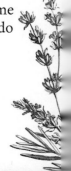

do exame e concluiu dizendo: "Aqui na gineco-onco você está de alta!". Respirei aliviada. Valeu a pena esperar as duas horas e meia!

Quando passei pela portaria para ir para casa bateu um ventinho no meu rosto. Eu respirei e agradeci a Deus por mais uma vitória. Sai sorrindo, quase saltitando e gritando, mas me contive. Por dentro estava soltando rojões. Sabe aquela sensação de fim de filme, em que a protagonista aparece plena e feliz, cabelos ao vento, sentindo a brisa no rosto? Era essa a sensação! Deus passou por ali e acariciou meu rosto.

Era a primeira vez que recebia alta de uma especialidade após o diagnóstico de câncer de mama. Ao longo do tratamento, minhas especialidades só aumentavam. Cada hora era encaminhada para uma diferente, pois a gente conserta uma coisa e prejudica outras.

Ouvir que não tinha nada grave no ovário só não foi melhor do que ouvir "margens livres" e "resposta completa ao tratamento". A palavra "alta" foi música para os meus ouvidos e o vento batendo no meu rosto foi a dança coreografada por Deus para essa música.

A vida é assim. Tem dias que comemoramos, vibramos, e em outros precisamos nos recolher.

Sigo com fé de que dias melhores virão sem deixar de aproveitar o hoje.

Música: *Coldplay – Clocks*
https://youtu.be/d020hcWA_Wg

Paciente protagonista

    A partir da conversa com uma amiga fui instigada a escrever sobre isso. Ao ler minha publicação, ela me fez a pergunta: como o paciente pode desenvolver o protagonismo já que isso é algo que não se ensina por aí? Penso que o protagonismo e a autonomia enquanto paciente podem ser desenvolvidos a partir do conhecimento.

    Quando iniciei minha jornada no tratamento oncológico tinha muitas coisas que não sabia. Com o passar do tempo fui aprendendo muito com a Déa. Ela, que já era da área da saúde, sempre me dizia condutas que podiam ou não fazer comigo. Estava sempre lá, para me apoiar nesse processo de concretização dos meus direitos de paciente. Embora seja da área jurídica, isso foi algo que nunca me preocupou ou para o qual nunca havia me atentado, os direitos do paciente, afinal, nem eu nem ninguém da minha família, já havia adoecido ao ponto de precisar saber certas coisas.

    Embora minha mãe seja da área da saúde, não precisei lidar com isso até me tornar uma paciente oncológica. Assim, aprendi, durante a jornada de extensas horas de hospital, que o conhecimento é a melhor ferramenta para encontrar o protagonismo.

    No momento em que comecei a entender o que podia ser feito ou não, quando descobri que poderia me recusar a fazer alguns procedimen-

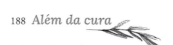

tos, questionar outros e entender que médicos são humanos e não Deus, passei a ser dona do meu caminho de paciente, a querer saber o que estavam fazendo comigo, quais medicamentos estavam sendo administrados e por que, como estavam as taxas do meu sangue e minha imunidade. Eu comecei a estudar sobre os remédios e as intervenções.

Tudo isso foi acontecendo progressivamente. A cada ida ao hospital ia esclarecendo alguns mitos que havia criado. Nas primeiras consultas tinha medo dos médicos. Medo de perguntar e levar um xingão, de o médico achar que eu estava me achando a médica, de serem grosseiros comigo. Por vezes fui atendida com grosseria, mesmo não fazendo qualquer uma dessas coisas. Ou seja, já recebemos grosseria de graça mesmo.

Notei que pelos médicos perceberem que eu era uma paciente esclarecida, eles me respeitavam mais. A grande questão é que quando não nos envolvemos nos processos acabamos ficando nas mãos dos médicos e outros profissionais da saúde, e eles fazem o que bem entendem. Já ouvi de pacientes que alguns médicos dizem que eles não precisam saber o que estão tomando, pois eles são os médicos e sabem o que fazem. Então, se deixamos que o outro tome conta totalmente e não nos envolvemos, acabamos não exercitando nosso protagonismo e autonomia.

Para ser protagonista é preciso coragem, resiliência, envolvimento, curiosidade, atenção, paciência, empatia e capacidade de perdoar. Houve momentos em que eu tinha direito de fazer escândalos imensuráveis no hospital, mas escolhi sempre os bons modos, a ponderação e a solução. Vou até o hospital para resolver minhas questões de saúde e não para criar mais problemas. Nos momentos tensos eu respirava fundo e pensava: só por hoje eu não vou me importar. Só quero ir o quanto antes para casa. "Ah! Mas estou há 16 horas esperando aqui". Sim, mas daqui a pouco estarei em casa.

O protagonismo não vem pronto. Ele é construído ao longo do caminho. É muito mais fácil terceirizar e depois reclamar que as coisas não dão certo. Quando nos tornamos protagonistas, fazemos a nossa parte e deixamos que os profissionais da saúde façam a deles, mas não de modo cego. Ficamos conscientes de que se percebemos que algo está desalinhado ao que conhecemos e confiamos não precisamos aceitar. Podemos perguntar, confirmar algumas informações. Isso não é fácil e nem simples. Tem gente que não quer esse protagonismo porque dá muito trabalho. Eu já prefiro ser a protagonista não só do meu tratamento, mas da minha vida.

Paciente tem direito de saber o que está sendo feito, de saber quais remédios e protocolos estão sendo ministrados e programados. Deve ser informado acerca disso. Inclusive, isso deve acontecer antes da aplicação. Paciente tem direito de perguntar, de sentir medo e insegurança. Paciente tem direito de duvidar, buscar uma segunda opinião. Médicos não são donos da nossa vida!

Quando engravidei decidi que seria protagonista do meu parto. Se Deus permitisse faria o melhor para que meu filho nascesse de forma natural, em casa. Não, não é insanidade. Conheci um grupo de parteiras que eram enfermeiras obstetras, que me auxiliaram nesse processo.

Mas só pude parir dessa forma porque aprendi muito sobre a fisiologia do meu corpo, sobre como os bebês nasciam. Fiz cursos e aprimorei meus conhecimentos. Aprendi que cordão no pescoço e mecônio são mitos quando se sabe o que fazer, que meu corpo é perfeito e faz tudo sozinho. Não precisei tomar laxantes para evacuar, pois meu corpo sabia fazer isso perfeitamente sozinho. Só precisei de calma.

O meu protagonismo foi se desenvolvendo ao longo da minha vida. Horas de estudo, empenho em entender ao máximo tudo para que corresse como imaginava. Foi fácil? Não! Parir foi difícil para caramba! Ainda mais, sem analgesia. Por isso, digo que me conheço e sei o limite das minhas dores.

Cuidados paliativos não são só para aqueles casos em que "não há mais nada a se fazer". Quando não há mais nada a fazer ainda há muito a ser feito, como diz a maravilhosa médica Dr.ª Ana Cláudia Quintana.

Ouvi dos residentes da ortopedia que não tinha o que pudesse ser feito, que deveria continuar tomando o que eu estava tomando (sendo que, o que estava tomando, não estava resolvendo). É triste ouvir um profissional da saúde dizer que não há mais nada que possa ser feito. Se for possível ouvir a frase da Dr.ª Ana Cláudia, é tão mais acolhedor!

Imagine um médico, ao invés de dizer que não tem mais nada que possa ser feito, dizer: "Vou fazer o possível para que você tenha conforto". Ele não prometeu cura milagrosa, nem que o paciente nunca mais vai sentir dor, mas o paciente, por sua vez, sente-se acolhido. Isso faz toda diferença.

Sempre que escuto essas coisas fico indignada, pois sinto que isso não é a forma que um paciente merece e nem precisa ser tratado. Uma palavra ou frase pode destruir uma pessoa quando mal colocada. Por essa razão sou a favor da comunicação não violenta, do modo acolhedor de conversar.

Existem muitas formas de dizer algo para alguém. Se podemos ter um pouco de sensibilidade, podemos oferecer um melhor tratamento ou sermos mais bem atendidos. Sendo assim, sou a favor de os médicos e profissionais da saúde terem curso sobre comunicação e aprender a ter uma comunicação impecável.

Eles estão lidando com doenças, mortes, sofrimento. Muitas vezes serão os portadores da pior notícia que a pessoa já recebeu na vida, e isso não precisa ser jogado como se fosse uma bomba, ele joga e sai correndo. Perguntar como o paciente se sente depois de receber a má notícia não vai fazer a boca cair e nem deixar o médico menos médico, mas vai fazer o paciente sentir que ali ele tem aliados com quem pode contar. Ele se sentirá amparado e seguro.

Música: *Raimundos – Mulher de fases*
https://youtu.be/x52cIFOupJY

Piadas oncológicas

Déa e eu sempre aproveitamos o tempo em que estávamos juntas para dar risada. Inclusive, das minhas condições oncológicas.

Certa vez, ela me convidou para prestigiá-la num evento em que veríamos a exposição de umas fotos de que ela havia sido modelo. Tratava-se de uma marca de lingerie *plus size*. O que, por vezes, também foi motivo de piada, pois ela sempre dizia: "Oh! Que coisa! Já mostrei a bunda em plena rede social" (risos).

Na época do evento, eu já estava careca. Para os desinformados, dá um frio imenso na cabeça, por isso precisamos de toucas, gorros e lenços. Em alguns casos, é com o intuito de esconder mesmo a careca, mas no meu, só usava alguma coisa na cabeça quando estava frio. Que era a ocasião. Naquele dia fazia um frio de gelar a careca em Curitiba. Fui de touca ao evento. Um rapaz se aproximou de mim e comentou: "Nossa, você está com frio mesmo, hein! Se vier o frio que está esperando!", e deu uma risadinha. Sorri de canto de boca e disse: "Sim, estou".

O ambiente era escuro, provavelmente ele não conseguiu perceber que eu não tinha cabelos. Depois comentei com a Déa como será que seria a reação dele se eu dissesse: "Estou com frio sim. Tenho câncer, não tenho cabelo e isso dá frio na cabeça". Rimos e comentamos que ele, talvez, ficaria sem jeito. E concordamos que dá vontade de falar só para ver a reação de pena das pessoas (risos).

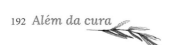

192 *Além da cura*

Saímos dali, ela, o marido e eu, e fomos comer um lanche vegetariano. O lugar era bem bacana, tocava rock. Chegamos, sentamo-nos e tirei a touca, pois o ambiente era bem quente, e tudo certo. O rapaz que fez o comentário entrou no mesmo lugar, uns três minutos depois. Comecei a rir, pois a Déa conhecia a pessoa que estava com ele. Resumo, ele se sentou ao nosso lado e me viu careca.

Tocava Raimundos, Charlie Brow Jr., e eu cantava junto. Déa me olhou com cara de espanto e disse: "Esse lado seu não conhecia! Não sabia que você ouvia esse tipo de coisa - com tom sarcástico. - Que horror!". Rimos. Tive uma fase roqueira na adolescência que a Déa desconhecia. Disse a ela que havia muita coisa sobre mim que ela não sabia. Todos nós rimos.

Tocava uma música clássica do Ultraje a Rigor, chamada "Nada a declarar". Cantei junto, a Déa arregalou os olhos e disse: "Nunca vi você falando palavrão!". Rimos de novo. Realmente, não tenho o hábito de falar palavrão. Sou conhecida por ter tranquilidade até em momentos mais tensos que se possa imaginar.

Foi uma noite hilária, da qual nunca me esqueci. Quando volto nessas cenas me dou conta de que estou vivendo, e não com medo de morrer.

Quando Déa e eu raspamos os cabelos, ela estava bem certa da decisão que havia tomado. Isso aconteceu em outubro. Em janeiro, seria o casamento dela, e quando a data estava se aproximando ela se lembrou de que tinha raspados os cabelos. Ela me disse: "Amiga! Esqueci que era meu casamento quando raspei os cabelos!". Ríamos dessa situação, pois nada que ela fazia no cabelo, ela achava que ficava bom. Foi ao barbeiro, deu uma ajeitada, e me disse que achou que tinha ficado com cara de homem. Naquela altura os cabelos dela já estavam crescendo, mas era aquela coisa estranha, de quando o cabelo começa a crescer.

Resumo: casou-se praticamente careca. Por incrível que pareça, peguei o buquê! Em off, ela comentou comigo: "Amiga, queria te dar o buquê desde o começo, mas ia ficar muito chato se eu não jogasse e te desse. Fiquei muito feliz por você ter pegado!". Rimos.

Música: *Marcelo Jeneci – Felicidade*
https://youtu.be/s2IAZHAsoLI

A vida é tão rara

Quando fazemos quimioterapia somos orientados a não tomar sol em hipótese alguma. Logo após a primeira quimio, meu artigo indispensável era uma sombrinha. Nessa ocasião, meus cabelos ainda não tinham caído. Um senhor me viu com a sobrinha em pleno sol de meio-dia e fez algum comentário do tipo: "Que chuva, hein!". Não disse nada, mas pensei novamente: será que digo que tenho câncer só para ver a cara dele? Por um lado é engraçado observar a reação das pessoas, principalmente quando estamos bem e as pessoas pensam que não estamos.

Por vezes vi gente me olhando, principalmente quando estava careca, com olhar de pena e angústia, como que quisessem arrancar isso de mim. Contemplava a compaixão das pessoas e pensava comigo mesma: ninguém imagina o privilégio que é descobrir que está viva, perceber a finitude tão cedo e poder sentir o pulsar da existência, podendo aproveitar cada segundo.

O mais interessante é que às vezes me sinto tão feliz por me perceber neste corpo e poder carregar minha alma por aí, mesmo que o lugar mais frequentado seja o hospital. Sei que só estou no hospital porque estou viva. Não estou num necrotério ou cemitério. Esse é um motivo de comemoração. Sentir que cada dia é importante e especial é magnífico. O câncer faz isso com a gente.

Até nos momentos de dor, respiro e penso: se sinto a dor é porque estou viva. Sentir meu corpo doer significa que tenho um corpo para doer. Ainda tem vida pulsando. Não finjo que estou vivendo, vivo de verdade. Não ensaio minha vida, ela acontece ao vivo.

A verdade, caros leitores, é que a vida de ninguém tem ensaio, com câncer ou sem ele. A notícia de uma doença grave chega, a morte de alguém querido também. A biópsia vem positiva, coisas ruins acontecem todos os dias e sempre acreditamos que nunca vai ser com a gente. E, quando vemos, a cortina se fecha sem direito a reprise.

Depois disso só cabem as lembranças e a saudade. Ter câncer é aprender a viver. É ter a grande oportunidade de revisar alguns capítulos e ser feliz enquanto ainda há espetáculo.

Música: *Vivaldi – As quatro estações – Verão*
https://youtu.be/31jj8rglXk8

O calor que aquece a alma

Hoje, mais uma ida ao HC. Ao dirigir até o hospital percebi o calor que fazia em Curitiba. Vi o sol e me lembrei de que há um tempo eu sempre dizia: "Não gosto de tomar sol, não gosto de calor".

Ao parar no semáforo, a sombra de uma árvore alcançou o meu carro. Contemplei esse momento, observando que a grama ao lado estava se movimentando com o vento, de forma suave e leve. Respirei fundo, agradecendo a tudo que pude ver ao longo do caminho até a chegada ao hospital: os prédios, o sol, o vento, os carros, os pedestres.

Hoje, respiro com a sensação de estar viva, de que vale tanto a pena estar aqui num corpo físico para poder vivenciar este exato momento em que meu coração se preenche com a sensação de calor. O calor da vida, o calor de se sentir viva. Só estou sentindo calor porque tenho um corpo! Perceber isso é incrível. Pude admirar o dia quente com outros olhos e notar a beleza divina. Percebo que logo virá o frio e também vou poder contemplar suas belezas.

É lindo respirar e perceber que o calor pode tomar conta do seu corpo por ele estar aqui. Poderia ter virado estrela já, mas não! Estou aqui, desfrutando de tudo de belo que a vida pode me oferecer.

Antes de sair de casa abracei meu filho. Disse a ele que o amava e que ficasse com Deus. Ele correspondeu, dizendo: "Te amo muito. Quando você voltar, vai ter uma surpresinha!".

Estar viva é um milagre! Estou viva. Sou um milagre.

Música: *Charlie Brown Jr – Lugar ao Sol*
https://youtu.be/eJmMq76H2hg

A paciente fora da curva

Sempre questiono nas minhas palestras sobre quantos pacientes são como eu, que vão ao CRM para assistir uma palestra; que têm a oportunidade de participar de um Curso de Cuidados Paliativos; que aprendem tudo que precisam para se empoderarem e encararem que precisam de ajuda, de morfina, de cuidar de uma dor que pode matá-los. Devido à minha curiosidade fui me tornando uma paciente com voz, que passou a questionar, querer entender, que sabe sobre o diagnóstico e os medicamentos.

Encontro muitos pacientes que não fazem isso. Na maioria das vezes sentimos medo dos médicos, receio de perguntar e de ofendê-los, como se eles estivessem fazendo um favor para gente respondendo nossas dúvidas.

Quando perguntamos sobre algo que é respondido de modo grosseiro, da próxima vez nem perguntamos mais. Consequentemente, na relação médico-paciente vai se abrindo um abismo tão grande que não retorna para o estado natural, que deveria ser de confiança, parceria e acolhimento.

Por exemplo, não recebi a orientação que diante do meu quadro de dor poderia procurar os cuidados paliativos, que fica junto ao ambulatório da oncologia, no mesmo andar e corredor, no Hospital das Clínicas de Curitiba. Só soube que podia porque fui ao evento e aprendi isso lá. Após três dias de aprendizado perguntei às médicas se poderia ser atendida por alguma delas, mas isso por ser uma paciente ativa e que decidiu ser protagonista do próprio tratamento.

Muitas vezes, a informação não chega ao paciente. Outras vezes, quando chega, é de forma distorcida, como era minha impressão sobre morfina e cuidados paliativos. Sendo assim, decidi falar para o maior número de pessoas que existe essa especialidade, porque até isso tem gente que não sabe que existe.

Muitos que ouviram falar pensam que se trata de eutanásia. Alguns pacientes até são orientados, mas não querem ir por medo e pela falta de informação suficiente para se sentirem seguros. Alguns pensam que o oncologista vai suspender as quimios ou diminuir as doses para tratar as dores, então preferem ficar com dor a interromper o tratamento. Esses mesmos pacientes não sabem que a dor pode matá-los. Alguns têm medo de ir para os cuidados paliativos, nunca mais sair e acabar morrendo.

Quando estamos em um tratamento oncológico ficamos tão mergulhados na doença que, várias vezes, não conseguimos perceber outras coisas a nossa volta. Ficamos esquecidos, angustiados, com medo e dúvidas. Não se pode esperar algo diferente de um paciente que acaba de receber a notícia que tem uma doença mortal. Por isso é necessário orientar os pacientes, inclusive mais de uma vez, acerca de uma mesma coisa, quando necessário.

Por causa do meu incômodo com a forma com que muitas vezes fui tratada, sem sensibilidade, com grosseria, desumanização e arrogância, decidi escrever uma carta aos médicos, para que se sensibilizem com nossa situação de paciente.

Sempre que tenho a oportunidade leio a carta para os alunos das turmas de medicina com quem converso. Acabo recebendo feedbacks lindos, como: "Você mudou minha forma de ver a medicina"; "Como foi importante te ouvir"; "Você me fez ver o paciente como uma pessoa e não um prontuário"; "Agora vejo o paciente e não mais a sua doença".

Para mim, não tem preço saber que vou ajudar outros pacientes a serem bem cuidados no futuro. Os alunos que têm a oportunidade de ouvir um paciente relatar o que sofre terão mais chances de serem médicos melhores, mais sensíveis e mais humanos.

Música: *Almir Sater – Tocando em frente*
https://youtu.be/OtdKtFaGNKk

A *tarefa difícil*

Falar com a família sobre a possibilidade de morte é um desafio e tanto. Com a suspeita de recidiva veio um senso de responsabilidade de conversar sobre a minha morte, o chamado momento de fim de vida, e minhas vontades para esse momento caso fique em uma situação que não possa responder. Com a suspeita também percebi que precisava preparar minha família para uma notícia mais séria, caso fosse câncer.

Comprei alguns livros sobre cuidados paliativos, da Dr.ª Ana Claudia Quintana, que chegaram à época em que minha mãe e irmã foram me visitar sob a suspeita da recidiva, e comecei a falar sobre o tema com a família, principalmente com elas. Apresentei os livros à minha mãe, dizia que era incrível a forma como a Dr.ª Ana Cláudia escrevia e falava sobre morte e vida.

Procurava falar sobre morte e vida porque não sabia o que me esperava após os resultados dos exames. Já tinha uma dimensão de que se estivesse com câncer novamente poderia estar com metástase, até porque tinham aparecido lesões na cervical e no ovário, um caminho comum que o câncer faz quando retorna.

Contei à minha mãe sobre uma moça que sigo no Instagram há um tempo, a Ana Michele, que é paciente metastática e vive assim há 10 anos. Falei que a AnaMi relata suas experiências oncológicas e que os protocolos

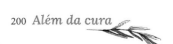

vão sendo alterados para o controle e não progressão da doença. Percebi que diante dessa possibilidade não estaria sozinha e que muitas pessoas conseguem viver bem, ainda que com metástase.

Queria provar para minha família que poderia ficar bem e que câncer não era sinal de morte imediata. Achei lindo quando a Dr.ª Mano se deu conta de que eu poderia estar com câncer e perguntou como eu me sentia. Ela me disse: "Mi, seja lá o que for, você não está sozinha". Em uma de nossas conversas, ela me enviou uma mensagem significativa e importante, que dizia:

> — Oi Mi! Te escrevi a tarde, mas não consegui terminar e nem mandar a mensagem... ambu bombou![2] Conversei com o Pablo. Ele me contou sobre os exames e laudos (prévios) e quais são os próximos passos que eles programaram para você. Penso que o mais prudente é seguir as orientações, fazer os exames e voltar com a ginecologia, como ele orientou. Seu corpo te deu sinais e você o escutou, buscou ajuda na hora certa e não minimizou o que estava sentindo... Acho que você nunca vai se enganar se prestar atenção no que está sentindo – tanto física quanto emocionalmente. Eu sei que esse momento de incertezas (ou essa bolha, como você disse) pode ser bastante angustiante, mas agora cabe esperar os laudos e exames que ainda estão por vir. Acho importante lembrar que você está sob os cuidados de bons profissionais na onco e, acima de tudo, está sendo acompanhada por pessoas que se importam muito com você e seu bem-estar, que estão atentas ao que está acontecendo e vigilantes com o que precisa ser feito. E, nesse sentido, saiba que você pode contar comigo nesse momento e nos que estão por vir também (independentemente do que seja).

Com plena certeza, sentia-me segura e sabia que seria cuidada da melhor forma, mesmo se fosse câncer. Percebi que minha mãe e irmã queriam ignorar a informação. Contava sobre AnaMi e minha mãe dizia: "Mas você não está com câncer! Você não tem fé de que está curada?".

De qualquer forma, procurava uma brecha para falar de coisas difíceis, principalmente dizer que estava bem e consciente de tudo e que, mesmo que fosse metástase, eu estava bem, sentia-me bem. Isso era o que mais importava. Com tudo isso fui desenvolvendo uma fala importante nas minhas redes sociais sobre morte. Até que consegui falar e, em novem-

---

[2] Ambu – termo utilizado entre os médicos par se referir ao ambulatório.

bro de 2020, escrevi sobre Diretivas Antecipadas de Vontade (DAV) e, finalmente, consegui escrever a minha e postar nas minhas redes sociais.

Paralelo a isso soube, para minha alegria, que não estava com recidiva. Entretanto, meu objetivo de passar informações para quem quisesse saber continuou. Achei pertinente falar sobre DAV com meus pais e irmã, mesmo após a boa surpresa de que não estava com câncer.

Perguntei sobre as vontades deles para o momento de fim de suas vidas e consegui falar das minhas. Nós — meu pai, mãe, irmã e eu —, em unanimidade, concordamos que não queremos ficar sendo submetidos a terapêuticas inúteis. Não queremos que nossa vida seja prolongada de modo artificial se nosso estado clínico for irreversível ou se estivermos em estado vegetativo sem possibilidade de recobrar nossas faculdades mentais.

É libertador poder falar abertamente disso com a família. Em especial, por não haver ninguém doente neste momento e nós não estarmos precisando tomar decisões importantes como essas. É muito difícil, quando as coisas estão críticas, ouvir do médico: entuba ou não entuba? Faz traqueostomia ou não? Coloca tubo de alimentação? É mais fácil decidir sobre isso quando estamos com nossa consciência estabelecida. Desse modo, mesmo em fim de vida, saberemos que seremos respeitados em nossas vontades, sobretudo, para fazer nossa passagem de modo sereno.

Música: Marc Shaiman – Patch Adams – Front porch
https://youtu.be/Bq0ryFihAWU

Vamos conversar sobre a morte? — Minhas DAV's (Diretivas Antecipadas de Vontade)

Na minha fase final de vida não quero ficar sendo submetida a procedimentos e terapêuticas inúteis. Não quero que me forcem a fazer quimioterapia, diálise, não quero ser submetida a tratamento para prolongamento da vida de modo artificial. Ressuscitação (ONR - ordem de não reanimar) cardiopulmonar, ventilação mecânica, tubos de alimentação, nutrição artificial, fundos intravenosos. Por favor, não quero ficar sofrendo em vão.

No meu fim de vida, caso meu estado clínico seja irreversível ou estiver em estado vegetativo sem possibilidade de recobrar minhas faculdades mentais, não quero ser submetida a procedimentos invasivos, como traqueostomia. Se estiver em estado de sofrimento, por dor e desconforto, pode me sedar. Se precisar usar morfina, pode usar.

Já tive uma fase de quase morte e a sensação é angustiante. Só queria que o sofrimento terminasse, ainda que isso significasse que morreria. Ninguém merece sofrer por dores e desconfortos nem no fim da vida. Que o fim da minha vida seja o mais confortável possível!

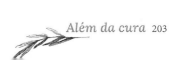

Não deixem ficar me entupindo de líquidos. Quando o corpo está levemente desidratado tem mais conforto para se desligar e isso faz parte do processo de morte. Não quero que nada prolongue meu sofrimento se não puder me trazer benefícios. Aceito receber os cuidados paliativos para que haja conforto no fim da minha vida, mas se meu corpo der sinais de que está na hora de ir, deixe-me ir. A morte é natural, assim como o nascer.

Meus pés são sempre gelados, quero meias bem quentinhas. De preferência, que faça minha passagem em casa. Não me mantenham em hospital. Se eu puder morrer em casa vai ser lindo. Quero estar cercada de pessoas que amo e que me fazem bem para que possamos nos despedir. Quero estar cercada de amor e respeito.

Embora exista como formalizar esse documento no cartório, fiz assim, de modo informal, a princípio, para abrir o caminho da reflexão acerca do tema, para que pudesse pensar como quero que seja e despertar que outros pensem sobre isso e falem com sua família sobre o assunto.

Vamos falar sobre finitude?

Ah! Óbvio que, se puder escolher, morreria bem velhinha, deitada numa rede, dormindo. Mas se tudo for diferente de como imagino, já deixo a manifestação das minhas vontades como gostaria que fosse.

Depois de escrever minhas DAV's conversei com a Dr.ª Mano, que me disse que podemos escrever bem certinho o que quero para meu fim de vida e deixar no meu prontuário. O próximo passo será esse. De qualquer forma, disse a ela que já me conhece bem o suficiente para saber o que quero ou não que façam comigo. Rimos e ela concordou que já me conhece bem.

Também disse que fiz questão de publicar em minhas redes sociais porque, desse modo, ninguém pode dizer que não falei como gostaria que fosse. Assim, não corro o risco de quererem me submeter a procedimentos que prolonguem meu sofrimento. Prolongar a vida de modo artificial, para mim, é prolongar o sofrimento.

Se não existe mais possibilidade de cura, a doença é terminal e o corpo dá sinais de que precisa descansar, o que cabe é me deixar ir, em paz, com o maior apoio, conforto e alívio do sofrimento possível.

Música: *Ludovico Einaudi – Nuvole bianche*
https://youtu.be/JbjzPKTfjlc

Não é uma tragédia – Texto: Marcos Piangers

"Essas coisas acontecem. Um jovem adoece no verão. Um senhor é atropelado por um táxi. A biópsia aponta que o tumor é maligno. Essas coisas acontecem todos os dias. E todos os dias saímos de casa achando que jamais acontecerá conosco. Uma doença leva embora um pai. O médico comunica um exame preocupante. Uma moto atravessa um sinal fechado. Todos os dias isso acontece. E todos os dias nossos planos são os mesmos. Trabalho, almoço, trabalho, jantar.

Não acho que seja uma tragédia quando essas coisas acontecem com a gente. Dizemos: 'Que tragédia! Morreu tão cedo!'. Não acho que seja uma tragédia. Acho que a vida é um amontoado de caos e coincidência. Acho que hoje estamos aqui e amanhã não estamos mais. Uma tragédia é não agradecer por esse tempinho que estamos aqui. Uma tragédia é não valorizar a vida em família. Uma tragédia é trocar o sorriso do nosso filho pelo celular. Um passeio em família pelas preocupações do trabalho. Uma tragédia é não abraçar as pessoas hoje. Uma tragédia é passar a vida em branco. Uma tragédia é achar que um dia vamos ser felizes, não hoje. Uma tragédia é achar que não vai acontecer com a gente. E a vida vai ficando pra depois. Um dia eu mudo de emprego. Um dia eu digo que gosto dela. Um dia eu faço uma viagem. Um dia eu vou ser voluntário nesse projeto.

Não acho que seja uma tragédia uma jovem cheia de planos descobrir uma doença grave. Acho uma tragédia quando aprendemos a valorizar o que temos só depois de perder. Acho uma tragédia não termos ido ainda para aquela viagem dos nossos sonhos. Acho uma tragédia viver de aparências. Acho uma tragédia ter comprado coisas achando que isso seria felicidade. Acho uma tragédia trabalhar em algo que você odeia. Acho uma tragédia você passar a vida brigado com alguém. A morte não é uma tragédia. Tragédia é quando a gente não viveu".

Música: *Saturn – Sleeping at last*
https://youtu.be/dzNvk80XY9s

Arrependimentos

Espero, caros leitores, que essas histórias lhe inspirem a viver a vida de modo singular, intenso e verdadeiro, sem a necessidade de precisar passar por um câncer ou qualquer outra doença grave para entender o quão a vida é valiosa, o quanto é maravilhosa a oportunidade de experimentar o abraço carinhoso de alguém que amamos ou rir até a barriga doer. Sabe aquelas coisas que não se compra com dinheiro? E desejo, principalmente, que você viva. Viva de verdade, com a plena certeza de que a vida não tem ensaio, porque é uma tragédia deixar para amanhã e esse dia não chegar.

No ano de 2009, Paula, minha melhor amiga de infância, casou-se. Fui madrinha de casamento, estávamos muito felizes com toda comemoração. Meu namorado e eu, uma semana depois do casamento, pensamos em fazer uma visita aos recém-casados. Pegamos nossa moto e fomos em direção a casa deles. Andamos um trecho e ele disse: "Ah... Eles acabaram de se casar. Deixa curtirem um pouco sozinhos. Vamos incomodar. Deixa para outro dia". Achei prudente o raciocínio, concordei e voltamos para casa.

Isso aconteceu em um sábado. Na segunda-feira seguinte, por volta das 16h, a tia da Paula me chamou no portão de casa. Achei estranho, pois ela nunca havia ido a minha casa. E antes mesmo que eu chegasse ao portão, ela me disse: "Milena, a Paula morreu". Perguntei de novo, pois achei que tinha ouvido errado.

Nesse momento, meu corpo todo amoleceu, o coração acelerou, o chão se abriu, o ar faltou, o mundo parou. Perguntei: "O que aconteceu? Como assim?". Ela me disse: "A Paula morreu". Com o chão desmoronando embaixo dos meus pés, a primeira ideia que me veio foi: deve ter sido um engano. Ela sofreu um acidente e se confundiram. Não é possível que não tenha o que se possa fazer. Deve estar internada – todos esses pensamentos vieram em segundos.

Ela confirmou a informação. Entrei em choque. Desesperada, comecei a chorar na rua de casa e fui em direção à casa da mãe da Paula, que ficava na mesma quadra que a casa em que eu morava. Encontrei a família aos prantos, ninguém conseguia entender ou explicar o que estava acontecendo. As informações foram chegando. Os pais dela pediram uma autópsia e soubemos que ela tinha morrido de embolia pulmonar. Cara, como assim? Nove dias após seu casamento! Aquilo não podia estar acontecendo! Era um pesadelo! Ela só tinha 22 anos! Minha melhor amiga!

Aquilo não cabia na minha cabeça. A última imagem que tinha visto da minha melhor amiga era ela linda, feliz, em um vestido de noiva, em seu casamento, nove dias antes dessa tragédia. E a próxima imagem que vi foi um caixão, com a triste realidade de ter que me despedir sem ter falado a ela tantas coisas, sem ter falado o quanto ela estava linda pela milésima vez e o quanto estava feliz por ela.

Enterrei uma amiga com o duro arrependimento de não ter ido a casa dela, por ter deixado para depois. A gente sempre acha que teremos tempo. Outro dia eu vou, outro dia eu falo, qualquer dia eu passo lá, qualquer dia desses eu converso com tal pessoa. Mas nem sempre teremos tempo.

O amanhã pode não chegar. E, muitas vezes, não chega.

O nosso "vamos outro dia" nunca mais seria possível.

Não espere para usar a toalha de mesa nova, a roupa nova em ocasiões especiais. Todos os dias são especiais e pode ser o último. Não espere para visitar alguém, para viajar, para dizer que ama.

"Não espere para se reconciliar ou para dizer o que precisa ser dito. A vida é um sopro" – Oscar Niemeyer.

Música: *Alan Silvestri - Forrest Gump Theme*
https://youtu.be/ERnykifyKK8

Carta de uma paciente ao médico

Querido doutor, eu não sou um C.A. de mama.

Eu sou a Milena, uma sonhadora! Alguém que sempre lutou pelo queria e por aquilo que acredita.

A mãe do Henrique, de apenas 5 anos.

A escritora, advogada, professora, terapeuta, estudante eterna.

Sou a dona de casa que adora fazer bolo para o filho e que adora dançar.

Sonho em me casar vestida de noiva.

Ah! Sonho em ter mais filhos!

Sonho em fazer viagens pelo mundo!

Tinha o sonho que me acompanhava há uns 17 anos, o de ser juíza. Sim, terminei meu mestrado e menos de um mês depois descobri o câncer. Fui pegar meu diploma careca, sem entender para que ele serviria.

Os meus planos eram outros. Queria iniciar meus estudos para magistratura, mas um câncer me interrompeu. Interrompeu meus sonhos, alterando para sempre os meus caminhos.

Eu não escolhi estar com câncer. Escolhi viver, ver meu filho crescer, ajudar meus clientes nas terapias. Diferente de você, que escolheu ser médico e estar no hospital, você vê câncer todos os dias, mas comigo é a primeira vez que acontece. Estou assustada, com muito medo e cheia de dúvidas. Você está "acostumado" com essa rotina, eu não.

Sabe, doutor, nunca gostei de hospitais. Depois de estudar bastante descobri o porquê. Quando estava na barriga da minha mãe, ainda com oito meses, o médico dela disse que estava na hora de me tirar porque já tinha passado do tempo.

Ela e 99% da população mundial acata imediatamente o que um médico "quase Deus" diz. Quem de nós ousa dizer ao médico: "Não! O senhor está errado". Isso a levou para uma cesárea desnecessária e, como consequência, nasci prematura, precisei ficar na incubadora.

Existem estudos que apontam que temos traumas desde o momento da fecundação e que o nascimento também gera traumas. Ser arrancada sem necessidade causou traumas em minha vida, inclusive, o de desconfiar sempre dos médicos e não gostar do ambiente hospitalar. Sabe, não acho justo você me tratar como se eu fosse um C.A., 29 a (câncer de mama, 29 anos). Ali, sou só um número, uma sigla? E se eu fosse o amor da sua vida, a sua filha, mulher, amiga, prima, namorada, irmã, mãe?

Espero que um dia você olhe para seus pacientes sabendo que atrás de seus prontuários existem histórias e sonhos. Existem pessoas esperando a gente do lado de fora, que estão sofrendo muito por nossas doenças. Existem mães, pais, irmãos, amigos, terapeutas, criando infinitas possibilidades de amenizar os sofrimentos pelas intervenções agressivas de vocês. Doutor, saiba que um tratamento oncológico fragiliza a gente, física e emocionalmente.

Querido doutor, entendo que você tem jornadas exaustivas de trabalho, que faz plantões de 48 horas e que, muitas vezes, não consegue se manter acordado. Sei que você se dedicou no mínimo por 10 anos para poder cuidar de mim e que, talvez, tenha muito pela frente.

Agradeço-o por seu empenho e dedicação. Sei que você está fazendo seu melhor. É bom ter alguém que saiba me explicar sobre minha doença, que pode me encaminhar para a especialidade correta quando necessário.

Doutor, se você não sabe fazer um procedimento, chame quem saiba. Existe um ser humano ali que não merece ser furado e mutilado sem necessidade. Quando fui fazer a minha biópsia, um residente que não sabia fazer o procedimento me furou muito mais vezes que o necessário devido à sua arrogância e por não admitir que estava ali para aprender com a chefe. Ele estava mais preocupado em discutir com ela que aquilo era um fibroadenoma, enquanto ela dizia que não era. E se esqueceu de mim, que estava ali, sendo perfurada em vão. Isso me gerou muita dor. Poxa, eu não sou um ratinho de laboratório. Nem um ratinho merece ser tratado assim, quanto mais uma pessoa!

Se você não consegue lidar com as suas limitações e as da medicina, trabalhe com qualquer outra coisa, porque a medicina tem limitações. Vocês não são Deus! São humanos tanto quanto eu. Quando existe um quadro irreversível de um paciente, o médico deve acolher a família e perguntar suas reais necessidades naquele momento.

É importante falar sobre os desejos dele para aquele momento de morte porque, afinal, você não é dono da vida dele. E não se espera de um médico que ele dite o que é melhor para aquele momento. Isso se chama cuidados paliativos.

O médico estuda para salvar vidas e quando se depara com a morte não sabe como lidar com ela. Sabe, doutor, todo mundo vai morrer. E se não há mais o que fazer, acolha essa família e seu paciente. Você pode não salvar a vida dele, mas, com certeza, pode lhe proporcionar uma morte sem sofrimento, digna.

Queridos doutores e doutoras, agradeço a todos vocês que passaram e ainda vão passar pelo meu tratamento e conseguiram amenizar as minhas dores. Tenho plena certeza de que só estou viva porque Deus segurou a minha mão nos momentos mais difíceis, mas também porque tinha uma médica paliativista que não ignorou os meus sintomas e dores e tratou-os de forma adequada.

Música Lenine – Paciência
https://youtu.be/SWm1uvCRfvA

Não deixe para amanhã!

Sabe, quem quer faz, quem não quer, arruma uma desculpa.

Não culpe os outros pelo seu insucesso, doença, infelicidade ou pobreza. Seja protagonista da sua história. Assumir sua parcela de responsabilidade pelas coisas te tira do vitimismo e te coloca como protagonista. Isso pode ser duro para algumas pessoas, mas a verdade liberta. E a ignorância é a mãe do sofrimento.

O que você tem feito para realizar o que quer ou precisa? Talvez, você precise sair da zona de conforto, deixar de fazer algo ou começar a fazer algo. Então, vá lá e faça. Pare de responsabilizar terceiros. A sua felicidade depende de você!

Ah! E o meu medo? Minha insegurança? Minha preguiça? Talvez, esse medo nem seja seu mesmo. Você pode estar carregando um medo e até uma repetição de padrão familiar que não são seus, e pode deixar de carregá-los ao identificá-los. Avalie cada sentimento em sua profundidade e perceba a raiz deles. Podem não ser o que você pensa. Peça ajuda a um profissional para identificar esses sentimentos e sua origem. Pode ser libertador!

Faça terapia, intervenções que curem. Saia de casa para se dar um presente. Viaje, sorria, ouça músicas que te trazem alegria, namore, case, descase, tenha um animal de estimação. Comece o curso de dança que adia há anos, a academia, a dieta, a meditação, a oração, a organização financeira para trocar o carro ou comprar a casa dos seus sonhos.

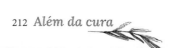

Tenha um filho, escreva o livro que tem planejado há anos, declare-se ao seu amor, diga às pessoas que você as amam, dê um beijo em seus filhos, amigos, parentes, pai, mãe, marido, esposa, namorado. Reconcilie-se com quem você brigou. Picuinhas não levam a nada. A vida é curta demais para ser desperdiçada.

Use os utensílios novos, as taças de cristais, xícaras de porcelana, o jogo de jantar das ocasiões especiais, sempre. Não deixe para "um dia especial", ou para quando for o aniversário ou as bodas de prata, pois todos os dias são especiais! Seja feliz hoje!

Faça essas coisas hoje, pois o amanhã pode não chegar. Talvez, você não encontre motivos para se sentir feliz. Pare e olhe ao redor e vai perceber que sempre tem alguém passando por algo mais triste e doloroso que você.

Seja grato!

Viva com intensidade até os momentos não tão bons porque, assim, você vai valorizar ainda mais aqueles que são excelentes. Viva com intensidade, pois tudo na vida passa, inclusive a vida. Então viva! Feliz!

Como diz aquela bela canção: "A vida é tão rara, a vida não para, não! Medite nessa canção! Respire e lembre que a vida é tão rara!".

Música: *Maria Bethania – Sonho impossível*
https://youtu.be/DcazC9sFeRg

Sobre o amanhã

Espero viver muitos anos ainda, para sorrir e dançar, e que eu possa realizar os meus sonhos. Mas, se por ventura isso não acontecer, eu saberei que vivi o tempo que me resta da melhor forma possível, com a intensidade e valorização que toda vida deve ter. De qualquer forma, sigo sonhando e fazendo planos, curtindo o presente e cumprindo o propósito que sinto ser o que Deus me deu, o de tocar vidas e almas.

Desejo que você viva! Viva todos os seus dias contemplando a beleza e a exclusividade de cada dia, fazendo de todos os dias especiais. Que você viva e não tenha vergonha de ser feliz.

Espero que você possa tomar sua vida nas mãos e guiá-la com todo cuidado, carinho, respeito e amor. Espero que esta obra chegue a muitos corações aflitos.

Desejo que perceba os lugares que a vida lhe levou e tem levado, e o que de bom pode aprender com isso. Espero que você possa vislumbrar o quanto sua vida pode ser boa, mesmo não sendo perfeita, e o quanto nós, seres humanos, estamos a serviço de algo maior, a serviço do aprendizado, lembrando que também podemos ensinar com nossas experiências. Todos nós sempre tempo algo a ensinar e a aprender.

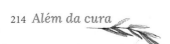

Espero, caro leitor, que você não espere uma doença grave para fazer as mudanças necessárias em sua vida. Não importam as circunstâncias, sempre é possível recomeçar, sempre é possível encontrar uma razão para ficar, para ir embora, para se reconciliar, para resolver os conflitos internos e externos. Há sempre um para quê. E mesmo que não haja, procure dentro de si, pois não tenho dúvida de que todas as respostas já estejam dentro de você.

Talvez, você esteja em algum momento muito desafiante, mas saiba, os desafios forjam nosso caráter e testam nosso nível de fé. Quando tudo parecer não fazer sentido, volte alguns passos e perceba onde está e para onde realmente quer ir. Não espere estar em estados crítico para buscar ajuda. Fale a verdade e peça o que precisa. Tenho certeza de que ninguém se recusa a ajudar quem honestamente pede.

Se sentir dores, seja na alma ou no corpo, procure quem possa ajudá-lo. Ninguém merece sofrer.

Ainda que sinta culpas, arrependimentos ou se julgue uma pessoa cheia de falhas e erros, lembre-se: aquele que não tiver pecado que atire a primeira pedra (João 8:7).

Não espere o amanhã, ele pode não chegar. A pior dor é a do arrependimento.

Lembre-se que sua vida não tem ensaio. Pessoas morrem o tempo todo.

Não espere o melhor momento, o dia importante, o aniversário. Faça hoje.

A vida é um sopro!

Música: Jacob's Piano –
Una Mattina (from The intouchables)
https://youtu.be/TNXaubomUYY

Além da cura

Este livro, caro leitor, é para dar voz a mim mesma, à paciente que decidiu falar para se curar. Curar o corpo e a alma. No início do tratamento consegui escrever alguns poucos textos. Sentia-me tão exausta que não tinha força nem para abrir páginas de livros que gostaria de ler. Por vezes, segurar o celular era um grande desafio. Sem contar que queria era ficar quietinha mesmo.

Na época da mastectomia finalizava meu primeiro livro publicado na área da constelação aplicada ao Direito, entre drenos, tirada de pontos e injeção para trombose. Escrevi os agradecimentos com a mão esquerda, pois ainda me recuperava da cirurgia, que foi do lado direito. A escolha do título foi entre quimios, crises severas da neuropatia, consultas extras e horas de UR.

Depois da suspeita de recidiva prometi a mim mesma que escreveria um livro sobre o que tenho vivido nesse tempo de tratamento oncológico. Foi como se a ficha realmente tivesse caído de que o câncer não podia ser em vão. Assim, cheguei à conclusão do porquê sobrevivi ao câncer. Precisava expor para me curar dos meus medos e dos cânceres da minha alma.

Hoje, minha alma vive mais leve e mais livre. Decidi fazer do limão uma limonada. Decidi fazer da doença minha própria conversão de

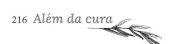

consciência e autoanálise. Fazer o que é possível com as ferramentas que conheço. E se a leitura não alcançar um só coração, terei curado o meu.

Se alcançar apenas um, já terei alcançado um propósito além do previsto. E se alcançar muito mais do que isso, saberei que a minha doença pode servir de inspiração para que outras pessoas vivam. Vivam além da cura. Porque a cura, meus caros, vai muito além da cura de um câncer, não tem um vínculo direto com a cura da doença.

A cura está dentro de cada um, seja com câncer ou não. Como diz AnaMi, a cura já é!